essentials

Essentials liefern aktuelles Wissen in konzentrierter Form. Die Essenz dessen, worauf es als „State-of-the-Art" in der gegenwärtigen Fachdiskussion oder in der Praxis ankommt. *Essentials* informieren schnell, unkompliziert und verständlich

- als Einführung in ein aktuelles Thema aus Ihrem Fachgebiet
- als Einstieg in ein für Sie noch unbekanntes Themenfeld
- als Einblick, um zum Thema mitreden zu können

Die Bücher in elektronischer und gedruckter Form bringen das Fachwissen von Springerautor*innen kompakt zur Darstellung. Sie sind besonders für die Nutzung als eBook auf Tablet-PCs, eBook-Readern und Smartphones geeignet. *Essentials* sind Wissensbausteine aus den Wirtschafts-, Sozial- und Geisteswissenschaften, aus Technik und Naturwissenschaften sowie aus Medizin, Psychologie und Gesundheitsberufen. Von renommierten Autor*innen aller Springer-Verlagsmarken.

Alexa von Bosse

Kommunikation und Beziehungsgestaltung in der Physiotherapie

Das Beziehungsdreieck Patient:in – Therapeut:in – Angehörige

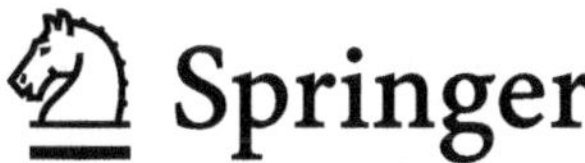

Alexa von Bosse
Institut für Gesundheitswissenschaften
OST- Ostschweizer Fachhochschule
Sankt Gallen, Schweiz

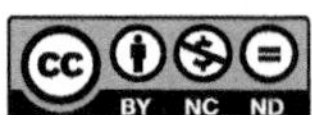

ISSN 2197-6708 ISSN 2197-6716 (electronic)
essentials
ISBN 978-3-662-72934-2 ISBN 978-3-662-72935-9 (eBook)
https://doi.org/10.1007/978-3-662-72935-9

Dieses Buch ist eine Open-Access-Publikation.

Die Deutsche Nationalbibliothek verzeichnet diese Publikation in der Deutschen Nationalbibliografie; detaillierte bibliografische Daten sind im Internet über https://portal.dnb.de abrufbar.

Dieses Werk wurde gefördert durch OST-Ostschweizer Fachhochschule.

Planung/Lektorat: Kathrina Nißle
Springer ist ein Imprint der eingetragenen Gesellschaft Springer-Verlag GmbH, DE und ist ein Teil von Springer Nature.
Die Anschrift der Gesellschaft ist: Heidelberger Platz 3, 14197 Berlin, Germany

Was sie in diesem *essential* finden können

- Eine Einführung in die Persönlichkeitspsychologie und ihre Bedeutung für Krankheitsverarbeitung sowie therapeutisches Handeln.
- Grundlegende Perspektiven zu Beziehungsgestaltung, Kommunikation und Beziehungsdynamiken in dyadischen Kontexten und der Physiotherapie.
- Eine differenzierte Darstellung physiotherapeutischer Beziehungskonstellationen, inklusive Angehörigenarbeit und professioneller Rollenklarheit.
- Zentrale Prinzipien des interaktiven Clinical Reasoning mit Fokus auf Sozialanamnese, Zielentwicklung und partizipativer Umsetzung.
- Drei anschauliche Fallbeispiele, die den Einfluss gelingender Beziehungsgestaltung auf therapeutische Prozesse konkret illustrieren.

Inhaltsverzeichnis

Über die Autorin

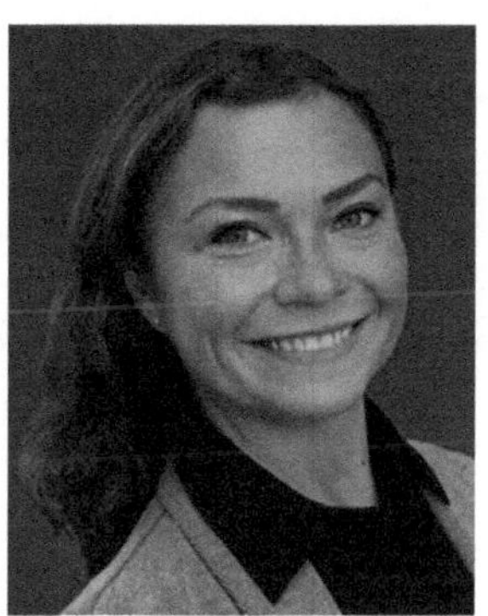

Alexa von Bosse
Ostschweizer Fachhochschule - OST
IGW Institut für Gesundheitswissenschaften
Rosenbergstrasse 59
9001 St.Gallen, Switzerland
E-Mail: Alexa.vonbosse@ost.ch
Research Gate: https://www.researchgate.net/profile/Alexa-Von-Bosse?ev=hdr_xprf

1 Einleitung

Die Gestaltung von Beziehungen im therapeutischen Kontext ist ein wesentliches Element evidenter Therapie. Insbesondere in der Physiotherapie beeinflussen zwischenmenschliche Dynamiken maßgeblich den Therapieverlauf und -erfolg (z. B. von Bosse et al. 2024; McCabe et al. 2022). Ein besonderer Schwerpunkt dieses *essentials* liegt neben der Betrachtung dyadischer Beziehungen auf der Triade zwischen Patient:in, Angehörigen und Therapeut:in. Zudem wird beleuchtet, wie Angehörige aktiv in den Rehabilitationsprozess einbezogen werden können und welche Bedeutung die Zusammenarbeit im multiprofessionellen Team hat.

Nach einem Überblick über Persönlichkeit und Krankheitsverarbeitung (Kap. 2) folgt eine Auseinandersetzung mit Kommunikation als zentralem Beziehungselement (Kap. 3). Kap. 4 thematisiert die Entstehung, Merkmale und Dynamiken von Beziehungen. Das fünfte Kapitel analysiert ausgewählte Beziehungskonstellationen in der physiotherapeutischen Praxis. Kap. 6 widmet sich schließlich der Frage, wie therapeutische Entscheidungen beziehungsorientiert getroffen werden können und welchen Beitrag eine solche Perspektive zur Qualität der Versorgung leistet. Drei praxisnahe Fallbeispiele verdeutlichen abschließend die Verbindung von wissenschaftlichen Erkenntnissen mit deren Umsetzung im Versorgungsalltag (Kap. 7).

A. von Bosse, *Kommunikation und Beziehungsgestaltung in der Physiotherapie*, essentials, https://doi.org/10.1007/978-3-662-72935-9_1

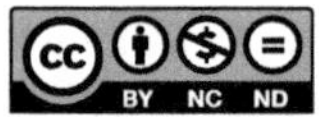
BY NC ND

2 Persönlichkeit und der Umgang mit Krankheit

2.1 Einführung in die Persönlichkeitspsychologie

Persönlichkeit ist das unverwechselbare Zusammenspiel individueller Merkmale, das sich auf genetischer Grundlage durch Erfahrung, Selbstreflexion und Sozialisationsprozesse dynamisch entwickelt. Sie umfasst stabile Eigenschaften (Traits), charakteristische Anpassungsweisen und die Biografie eines Menschen und wird zugleich wesentlich durch kulturelle und gesellschaftliche Kontexte geprägt (Herzberg und Roth 2014).

Asendorpf und Neyer (2012) definieren Persönlichkeit als die Individualität eines Menschen im Hinblick auf körperliche Merkmale, Verhalten und Erleben, im Vergleich zu einer Referenzgruppe gleichen Alters und ähnlicher kultureller Prägung. Die kulturelle Bedingtheit individueller Persönlichkeitsanteile wird in der Regel erst durch den Vergleich mit anderen Kulturen evident. Der Mensch ist sowohl biologisch als auch sozial eingebettet, sodass sich seine Persönlichkeit im ständigen Wechselspiel mit seiner natürlichen, materiellen und sozialen Umwelt entwickelt (Zwick 2021). Diese Begriffsklärungen verdeutlichen, dass Persönlichkeit nicht nur das Ergebnis individueller Erfahrungen und genetischer Determination ist, sondern maßgeblich durch soziale Herkunft und kulturelle Kontexte geprägt wird.

Neben den stabilen Persönlichkeitseigenschaften (Traits) umfasst die Persönlichkeit des Menschen auch flexiblere, kontextabhängige Merkmale, sogenannte charakteristische Adaptationen, auf Grundlage von Einstellungen, Werten, Motiven und Selbstkonzept. Diese werden vor allem durch soziale Erfahrungen und Umwelt geprägt. Sie reflektieren individuelle Anpassungen in konkreten Lebenssituationen und sind weniger lebenslang stabil als Traits. Die Entwicklung

A. von Bosse, *Kommunikation und Beziehungsgestaltung in der Physiotherapie*, essentials, https://doi.org/10.1007/978-3-662-72935-9_2

charakteristischer Adaptationen erfolgt überwiegend biografisch, z. B. durch Erziehung, soziale Rollen oder Beziehungserfahrungen (Begriffsklärung s. Abschn. 4.1), und reagiert dynamisch auf kritische Ereignisse und neue Anforderungen. Persönlichkeit wird somit als offenes System verstanden, das sich kontinuierlich im Wechselspiel mit Umwelt und Lebensgeschichte verändert (Herzberg und Roth 2014). In der therapeutischen Praxis eröffnet dieser Ansatz wichtige Anknüpfungspunkte, um personenbezogene Interventionen zu gestalten.

Soziale Rollen

Im Laufe des Lebens und durch die Interaktion mit anderen sowie durch soziales Handeln nehmen Individuen soziale Rollen ein (Klüver et al. 2021). Jede zugeschriebene, soziale Rolle ist durch die soziale Rolle eines Anderen determiniert. In Bezug auf die Physiotherapie wäre der/die Therapeut:in kein/e Therapeut:in, wenn es keine/n Patient:in gäbe und umgekehrt. Erst in der Interaktion, d. h. im Rahmen der Behandlung, wird eine soziale Kategorie einer Person zu einer sozialen Rolle, die dann im jeweiligen Setting übernommen und nach der sich verhalten wird (Maiwald und Sürig 2018). In der Interaktionssequenz nehmen die Akteur:innen dabei bestimmte Rollen(-muster) ein, ohne sich auf diese Rollenzuweisung in verbaler oder nonverbaler Form konkret verständigt zu haben (Miebach 2014). Es gilt zu beachten, dass Verhaltensweisen innerhalb einer Rolle eine große Vielfältigkeit aufweisen und nicht permanent nach außen getragen werden. Um das Verhalten des Gegenübens richtig verstehen und deuten zu können, muss daher ein Perspektivenwechsel stattfinden (Mead 1934). Durch Rollenübernahmen wird dem Individuum eine interaktive Kompetenz möglich. Die Reflexion eigener Reaktionen bietet hierbei die Möglichkeit eines inneren Dialogs mit sich selbst (Mead 1934).

Aufgrund ihrer Komplexität erfordert die wissenschaftliche Untersuchung von Persönlichkeit einen integrativen und ganzheitlichen Ansatz. Die Persönlichkeitspsychologie greift dabei auf Erkenntnisse aus angrenzenden Disziplinen wie Philosophie, Anthropologie, Soziologie oder (Neuro-)Biologie zurück und bezieht Konzepte aus anderen psychologischen Teildisziplinen wie der Allgemeinen, Biologischen, Entwicklungs- oder Sozialpsychologie ein (Rauthmann 2017). Zentrales Anliegen ist es, Persönlichkeitseigenschaften messbar zu machen und empirisch abzusichern (Asendorpf und Neyer 2012).

Untersucht werden individuelle Merkmale, die das Denken, Fühlen und Handeln eines Menschen dauerhaft prägen. Diese beeinflussen nicht nur das persönliche Verhalten, sondern auch soziale Interaktionen und Beziehungsprozesse (Rauthmann 2017). Gerade im (physio-)therapeutischen Kontext ist ein differenziertes Verständnis dieser Wechselwirkungen bedeutsam, da sowohl die Persönlichkeit der Patient:innen, der Angehörigen als auch jene der Therapeut:innen den Verlauf und Erfolg von Therapieprozessen mitbestimmen (von Bosse et al. 2025a; von Bosse et al. 2024; Călin et al. 2021; Buining et al. 2015).

Die Persönlichkeitspsychologie verfolgt drei zentrale Zielsetzungen: 1) die Beschreibung und Klassifikation grundlegender Persönlichkeitsmerkmale, 2) die Erklärung interindividueller Unterschiede unter Einbezug biologischer, sozialer und kultureller Einflussfaktoren sowie 3) die Prognose, wie sich diese Unterschiede auf zentrale Lebensbereiche, wie Beziehungen, Beruf oder Gesundheit auswirken (Rauthmann 2017). Um die dynamischen Wechselwirkungen zwischen Person und Umwelt differenziert zu erfassen, bietet das dynamisch-interaktionistische Paradigma (DIP; Lerner 1978) einen anschlussfähigen Bezugsrahmen. Es versteht Persönlichkeit und Umwelt als miteinander verflochtene Systeme, die sich in einem wechselseitigen Prozess kontinuierlich beeinflussen. Im Kontext der Rehabilitation bedeutet dies, dass die Persönlichkeit der Patient:innen nicht nur durch die Erkrankung selbst, sondern auch durch soziale und physische Umweltbedingungen, z. B. die Unterstützung durch Angehörige, Therapeut:innen oder die Wohn- und Lebenssituation beeinflusst wird. Gleichzeitig wirkt die Persönlichkeit der Betroffenen auf ihre Umwelt zurück, indem sie beeinflusst, wie diese auf sie reagiert. Diese Reziprozitäten sind besonders für die Gestaltung von Beziehungen in der (Langzeit-)Behandlung relevant, in der Patient:innen, Therapeut:innen und institutionelle Rahmenbedingungen sowie mehr oder weniger direkt auch Angehörige in fortwährender Interaktion stehen (von Bosse et al. 2025a, b; Winstein et al. 2016). Das DIP ermöglicht es, diese Beziehungen nicht als statische Gebilde, sondern als dynamische Systeme zu begreifen, die sich über den Verlauf der Rehabilitation hinweg verändern und gestalten lassen.

2.2 Persönlichkeit und Krankheitsverarbeitung

Die Art und Weise, wie Menschen mit Krankheit umgehen, wird wesentlich durch individuelle Persönlichkeitsmerkmale und kognitive Verarbeitungsstrategien geprägt. Dazu zählen unter anderem Resilienz, die Fähigkeit zur Selbstreflexion, Copingstrategien (Abb. 2.1) sowie spezifische Einstellungen gegenüber Herausforderungen. Ein zentrales Konzept ist in diesem Zusammenhang die Selbstwirksamkeitserwartung (Bandura 1997), d. h. die Überzeugung, durch eigenes Handeln Einfluss auf relevante Lebensbereiche nehmen zu können. Sie gilt als bedeutender Prädiktor gesundheitsbezogenen Verhaltens und spielt insbesondere im Rahmen von Therapie und Rehabilitation eine Schlüsselrolle. Bandura beschreibt vier wesentliche Quellen der Selbstwirksamkeit: 1) persönliche Bewältigungserfahrungen, 2) stellvertretende Erfahrungen durch Beobachtung, 3) soziale Ermutigung sowie 4) die Interpretation körperlicher und emotionaler Zustände. Insbesondere erfolgreich erlebte Handlungssituationen fördern das Vertrauen in die

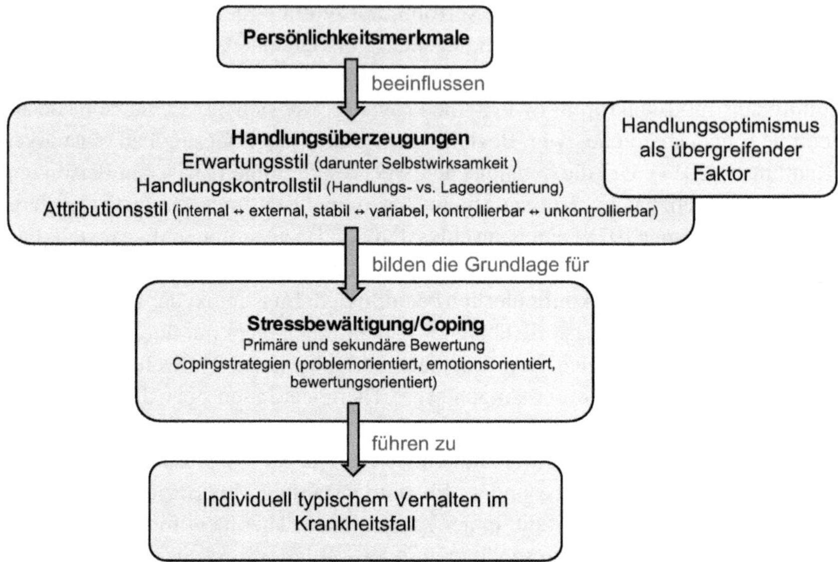

Abb. 2.1 überblicksartige Darstellung des Zusammenhangs von Persönlichkeit und Verarbeitungsprozessen in Anlehnung an Neyer und Asendorpf (2024), Lazarus und Folkman (1984)

eigene Wirksamkeit nachhaltig. Gerade im Hinblick auf die Krankheitsverarbeitung kommt diesen Aspekten eine zentrale Bedeutung zu, da sie mitbestimmen, in welchem Maße Patient:innen in belastenden Situationen handlungsfähig bleiben und sich aktiv an therapeutischen Maßnahmen beteiligen.

Selbstwirksamkeit stellt eine spezifische Form von **Handlungsüberzeugung** dar und ist eng mit weiteren kognitiven Konstrukten verknüpft, die das Verhalten in Belastungssituationen beeinflussen. Als übergeordneter Begriff umfasst sie verschiedene kognitive Einstellungen, die handlungsleitend wirken, wie z. B. Erfolgserwartungen, Kontrollüberzeugungen oder Attributionsstile (vgl. Tab. 2.1) In diesem Zusammenhang ist auch der sogenannte Handlungsoptimismus relevant, der eine generalisierte, positive Erwartung gegenüber den eigenen Handlungsmöglichkeiten beschreibt (Neyer und Asendorpf 2024). Ein solcher Optimismus kann als förderlicher Persönlichkeitsfaktor die Motivation zur aktiven Krankheitsbewältigung stärken.

Darüber hinaus spielt der individuelle **Attributionsstil** eine zentrale Rolle. Er beschreibt, wie Menschen Ursachen für Erfolg oder Misserfolg deuten,

Tab. 2.1 Beispiele für Attributionsstile nach Neyer und Asendorpf (2018) im Kontext der Physiotherapie

Stabilität	Attributionsart	Beispielhafte Aussage aus der Physiotherapie
Stabil	Internal, kontrollierbar	*„Ich habe mir über Jahre hinweg eine gute Grundfitness aufgebaut."*
	Internal, nicht kontrollierbar	*„Ich bin von Natur aus unbeweglich – das war schon immer so."*
	External	*„Die Geräte in der Praxis sind generell ungeeignet für meine Körpergröße."*
Variabel	Internal, kontrollierbar	*„Ich habe die letzten Tage intensiv geübt, deshalb klappt es heute besser."*
	Internal, nicht kontrollierbar	*„Heute bin ich einfach nicht in Form – mein Körper macht gerade nicht mit."*
	External	*„Es war Zufall, dass ich bei der Übung heute das Gleichgewicht halten konnte."*

beispielsweise ob diese intern oder extern, kontrollierbar oder unkontrollierbar wahrgenommen werden.

Erfolgsmotivierte Personen tendieren dazu, Erfolge überwigend auf internale, stabile Ursachen (insb. die eigene Fähigkeit) zurückzuführen, während sie Misserfolge eher auf internale, variable Ursachen wie unzureichende Anstrengung oder auf externale Faktoren wie die Schwierigkeit der Aufgabe oder ungünstige Umstände attribuieren (Asendorpf 2011). Therapeut:innen können erfolgsmotivierten Patient:innen durch gezielte Motivation und positive Verstärkung dabei helfen, ihre Ambitionen zu nutzen (von Bosse et al. 2025b; Neyer und Asendorpf 2018). Insbesondere, wenn Patient:innen Misserfolge als extern und zugleich unkontrollierbar erleben, kann dies die aktive Mitwirkung an der Therapie erheblich beeinträchtigen. Eine patient:innenzentrierte Therapie sollte individuelle Wahrnehmungsmuster und motivationalen Voraussetzungen berücksichtigen, da ihre bewusste Einbeziehung einen zentralen Bestandteil effektiver Therapieplanung darstellt. Tab. 2.1 zeigt exemplarische Aussagen aus der Praxis, die typische Attributionsmuster verdeutlichen (Tab. 2.1).

Ergänzend zum Attributionsstil spielt auch die individuelle Bewältigung belastender Situationen, das sogenannte **Coping** eine entscheidende Rolle für die Mitwirkung in Therapieprozessen. Coping im Sinne des transaktionalen Stressmodells von Lazarus und Folkman (1984) beschreibt, wie Menschen auf belastende oder als bedrohlich erlebte Situationen reagieren. Lazarus unterscheidet drei zentrale Formen von Coping: problemorientiertes Coping, das auf eine aktive Veränderung der belastenden Situation abzielt; emotionsorientiertes Coping, das auf die

Regulation der eigenen Gefühlslage gerichtet ist; sowie bewertungsorientiertes Coping, das auf eine veränderte Interpretation der Situation hinwirkt.

Abb. 2.1 gibt einen Überblick über zentrale theoretische Konzepte im Zusammenhang von Persönlichkeitsmerkmalen und Verarbeitungsprozessen bei Krankheit. Die Darstellung orientiert sich an grundlegenden Modellen von Lazarus und Folkman (1984) zur Stress- und Copingforschung sowie an Persönlichkeitspsychologischen Perspektiven von Neyer und Asendorpf (2024).

Ein zentraler Aspekt im Umgang mit individueller Betroffenheit und deren Verarbeitung ist die Rolle von **Hoffnung** (Schiavon et al. 2016) (vgl. Hoffnung im Rehabilitationsprozess). Sie beeinflusst nicht nur die Zielorientierung und die emotionale Verarbeitung von Fortschritten oder Misserfolgen, sondern auch die aktive Bereitschaft am therapeutischen Prozess mitzuwirken. Entscheidend für den Umgang mit der eigenen Betroffenheit sind primär psychische und emotionale Verarbeitungsprozesse, nicht der körperliche Gesundheitszustand (von Bosse et al. 2025a; Neyer und Asendorpf 2024, 2018).

Hoffnung im Rehabilitationsprozess

Hoffnung kann als zielgerichteter, dynamischer Prozess verstanden werden, in dem Menschen motiviert sind, mit verfügbaren Ressourcen an der Verwirklichung ihrer Zukunftsvorstellungen zu arbeiten. Sie ist wandelbar und keine konstante Empfindung. Hoffnung stabilisiert, stärkt das Wohlbefinden unter Belastung und kann in Krisen sinnstiftend wirken (Krafft und Walker 2018). Eine hoffnungsvolle Haltung schließt eine realistische Einschätzung nicht aus, sondern wirkt als psychologische Ressource. Im physiotherapeutischen Kontext zeigt sich Hoffnung in langfristigen, aktivitäts- und teilhabeorientierten Zielen.

Das Erleben von Krankheit und die Teilhabe von Patient:innen werden nicht nur durch individuelle Merkmale, sondern in erheblichem Maße auch durch Umweltfaktoren geprägt. Hierzu zählen sowohl natürliche als auch anthropogen gestaltete Umwelten, deren physische und emotionale Qualitäten gesundheitsförderlich oder -beeinträchtigend wirken können. Besonders naturnahe Umgebungen sind mit positiven Effekten auf Stressreduktion und subjektives Wohlbefinden assoziiert (Yao et al. 2021), während das Leben an stark frequentierten, wenig begrünten Straßen nachweislich mit negativen gesundheitlichen Auswirkungen verbunden ist (WHO 2019).

Neben der physischen Umwelt spielt auch die soziale Dimension als Umweltfaktor eine zentrale Rolle: Die Unterstützung durch nahestehende Personen, wie durch Familienangehörige oder Freund:innen, kann den Krankheitsverlauf und die Rehabilitation maßgeblich positiv beeinflussen. Gleichzeitig können mit diesen Beziehungen auch Belastungen, Rollenkonflikte und Spannungen einhergehen, die den therapeutischen Prozess potenziell erschweren (von Bosse et al. 2025b; McCarthy et al. 2020).

Insbesondere die Physiotherapie - welche sich in der Internationalen Klassifikation der Funktionsfähigkeit, Behinderung und Gesundheit (ICF) ebenfalls als Umweltfaktor einordnen lässt, - nimmt im Rehabilitationsprozess eine zentrale Rolle ein (von Bosse et al. 2024). Therapeut:innen begleiten Patient:innen in einer Lebensphase, die häufig nicht nur durch körperliche Beeinträchtigung, sondern auch durch emotionale und kommunikative Herausforderungen gekennzeichnet ist. Dabei unterstützen sie nicht nur den physiologischen Rehabilitationsprozess, sondern gestalten gemeinsam mit den Patient:innen zentrale Aspekte der emotionalen Verarbeitung und der Beziehungsdynamik.

3 Kommunikation als zentrales Gestaltungsmittel von Beziehungen

Beziehungen werden durch viele Faktoren, wie beispielsweise durch Kommunikation, Macht und Reziprozität (vgl. Abschn. 4.1.2) geprägt (Călin et al. 2021; Vonneilich 2020; Lenz 2009). Diese Faktoren beeinflussen nicht nur ihre Entstehung und Stabilität, sondern auch ihre Entwicklung und Veränderung, insbesondere unter herausfordernden Bedingungen wie akuter oder chronischer Hilfebedürftigkeit. Im therapeutischen Kontext sind diese Prozesse von zentraler Bedeutung, da sie die Qualität der Interaktion, die Motivation der Beteiligten und deren Wohlbefinden wesentlich mitbestimmen (von Bosse et al. 2025a). Kommunikation, sowohl verbal als auch nonverbal, bildet dabei die Grundlage jeder zwischenmenschlichen Interaktion (Averbeck-Lietz 2025; Rothenfluh und Schulz 2019; Schulz von Thun 2006). Kommunikation lässt sich aus unterschiedlichen wissenschaftlichen Perspektiven betrachten. Die Kommunikationswissenschaft zeichnet sich hierbei durch eine große theoretische Vielfalt und konzeptionelle Pluralität aus. Kommunikationsprozesse werden je nach Analysefokus auf verschiedenen Ebenen untersucht: Auf der Mikroebene stehen unmittelbare Interaktionen zwischen Personen im Mittelpunkt, bspw. dialogische Prozesse im Alltag oder in therapeutischen Begegnungen (sogenannte Encounter-Kommunikation). Die Mesoebene richtet den Blick auf Kommunikationsdynamiken innerhalb und zwischen sozialen Gruppen, Institutionen oder Organisationen. Auf der Makroebene geht es um gesellschaftliche Kommunikationsprozesse, die über Massenmedien, öffentliche Diskurse oder digitale Plattformen vermittelt werden und kollektive Meinungsbildung beeinflussen (Averbeck-Lietz 2025). Kommunikation erfolgt über multiple Sinneskanäle, die weit über das gesprochene Wort hinausreichen. Neben der schriftlichen Kommunikation spielen auch der auditive Kanal (z. B. Sprache, Tonfall, paraverbale Signale wie Räuspern), der visuelle Kanal (z. B. Mimik, Gestik), der taktil-

A. von Bosse, *Kommunikation und Beziehungsgestaltung in der Physiotherapie*, essentials, https://doi.org/10.1007/978-3-662-72935-9_3

haptische Kanal (z. B. Berührungen wie Händedruck oder Körperkontakt), der olfaktorische Kanal (Geruchswahrnehmungen mit emotionaler oder sozialer Bedeutung), sowie der gustatorische Kanal (z. B. symbolische Bedeutung gemeinsamer Mahlzeiten) eine zentrale Rolle. Diese multisensorischen Kommunikationsformen prägen das kommunikative Verhalten maßgeblich und tragen zur Bedeutungsbildung in sozialen Interaktionen bei (Averbeck-Lietz 2025). Zugleich birgt zwischenmenschliche Kommunikation ein inhärentes Potenzial für Missverständnisse, da Bedeutungszuweisungen stets subjektiv, kontextabhängig und kulturell eingebettet erfolgen. Zugleich macht die Komplexität der kommunikativen Kanäle diese anfällig für Störungen und Fehlinterpretationen.

Der **Symbolische Interaktionismus** nach George Herbert Mead (1934) ist eine soziologische Theorie, die das kommunikative Handeln zwischen Personen auf Mikroebene in den Mittelpunkt stellt. Zentrale Annahme ist, dass Bedeutungen nicht objektiv gegeben, sondern im sozialen Austausch aktiv ausgehandelt und durch Symbole, insbesondere durch Sprache vermittelt werden (Mead 1934). Menschen reagieren somit nicht unmittelbar auf Reize, sondern auf die Bedeutungen, die sie diesen Reizen zuschreiben. Bedeutung entsteht im Dialog: durch Mimik, Gestik, Sprache und andere nonverbale Zeichen, die innerhalb gemeinsamer Interaktionen interpretiert und kontextualisiert werden. Diese Bedeutungen sind nicht statisch, sondern abhängig von individuellen Erfahrungen und situativen Kontexten. Jede Handlung ruft eine Reaktion hervor, die wiederum Einfluss auf das weitere Verhalten der Interagierenden nimmt. Ein zentrales Konzept im Symbolischen Interaktionismus ist das *„Self“*, das als sozial konstruierte Identität aufgefasst wird (Mead 1934). Mead unterscheidet hierbei zwei das *Self* konstituierende Instanzen:

1. Das „Me“ repräsentiert die verinnerlichten Erwartungen der sozialen Umwelt, d. h. jenes „Ich“, das sich konform zu gesellschaftlichen Normen und Rollenerwartungen verhält.
2. Das „I“ hingegen bezeichnet die spontane, impulsive, kreative und individuelle Seite des Selbst. Es steht für Aspekte des Handelns, die nicht vollständig durch gesellschaftliche Erwartungen determiniert sind.

Das „Self“ entsteht in einem fortwährenden inneren Dialog zwischen „Me“ und „I“. Es bildet sich in der ständigen Wechselwirkung zwischen gesellschaftlich vermittelten Erwartungen und der individuellen Reaktion darauf (Abb. 3.1).

Der Symbolische Interaktionismus betont, dass Kommunikation über reinen Informationsaustausch hinausgeht und als prozesshaftes Aushandeln von Bedeutungen für den Aufbau vertrauensvoller Beziehungen essenziell ist. Therapeut:innen sollten sich der symbolischen Bedeutung ihrer Interaktionen bewusst

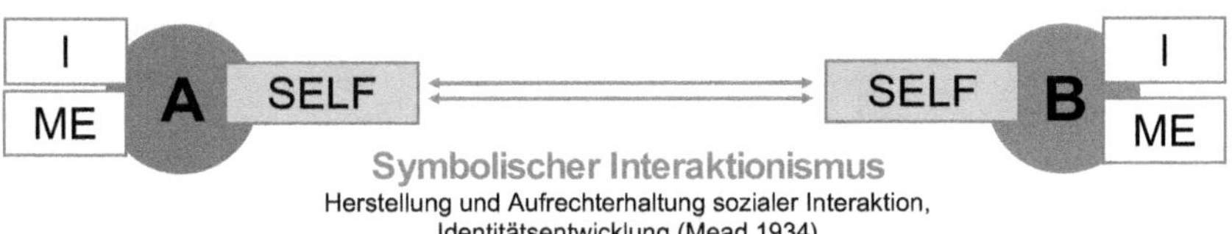

Abb. 3.1 Symbolischer Interaktionismus nach Mead (1934): Interaktion zwischen Person A und Person B als wechselseitiger Prozess der Bedeutungszuschreibung, in dem über „Me", „I" und „Self" Identität konstruiert und soziale Wirklichkeit hervorgebracht wird.

sein. Dazu gehört, wie verbale und nonverbale Signale wahrgenommen und interpretiert werden und welche persönliche Bedeutung diese für Patient:innen hat.

Während der symbolische Interaktionismus soziale Wirklichkeit aus subjektiven Sinnzuschreibungen und interaktiven Aushandlungsprozessen heraus erklärt, fokussiert die Systemtheorie nach Luhmann (1984) auf Kommunikation als autopoietisches Strukturprinzip sozialer Systeme. Kommunikation ist in diesem Verständnis ein eigenständiger Prozess, durch den soziale Systeme operieren und Erwartungsstrukturen wie Vertrauen, Nähe oder Verständnis stabilisieren. Rehabilitation erscheint damit nicht nur als individueller Anpassungsprozess, sondern als komplexes kommunikatives Geschehen innerhalb der therapeutischen Situation.

Praxisbeispiel: Kommunikation ist immer Interpretation

Die o. g. Überlegungen lassen sich unmittelbar auf die physiotherapeutische Praxis übertragen. So zeigt sich beispielsweise in alltäglichen Behandlungssituationen, dass Kommunikation stets interpretativ ist: Verzieht ein:e Patient:in bei einer Übung das Gesicht, kann dies, je nach Kontext, als Ausdruck von Schmerz, Anstrengung, Ablehnung oder Unsicherheit o. a. interpretiert werden. Die Reaktion der Therapeutin, z. B. ein aufmunterndes Lächeln, eine klärende Rückfrage oder die Anpassung der Übung, basiert auf dieser Interpretation. Auch verbale Äußerungen sind mehrdeutig: Wenn ein:e Patient:in äußert: *„Ich kann das nicht"*, kann dies viele Bedeutungen haben. Möglicherweise verweist die Aussage auf:

a) eine tatsächliche körperliche Einschränkung,
b) Angst vor einem Rückfall oder vor Schmerzen,
c) emotionale Überforderung oder
d) ein mangelndes Vertrauen in sich selbst oder in die therapeutische Situation.

Die Aufgabe der Therapeut:innen besteht darin, die subjektive Bedeutung solcher Aussagen im jeweiligen Interaktionskontext zu erfassen, um angemessen reagieren zu können. ◀

Kommunikation lässt sich zudem durch weitere theoretische Modelle differenziert betrachten. Beispielhaft seien hier die Ansätze von Watzlawick et al. (2016) sowie Schulz von Thun (2006) genannt. Watzlawick et al. (2016) beschreiben Kommunikation als einen mehrdimensionalen Prozess, der bestimmten Grundprinzipien – sogenannten Axiomen – folgt. Eines der zentralen Axiome lautet: *„Man kann nicht nicht kommunizieren“*. Jedes Verhalten hat Mitteilungscharakter, ob verbal oder nonverbal. Weitere Axiome betonen die Beziehungsdimension, die Interpretation von Kommunikationsabläufen und die Bedeutung von analoger und digitaler Kommunikation.

Ergänzend dazu unterscheidet Schulz von Thun (2006) in seinem Vier-Ohren-Modell vier Seiten jeder Nachricht:

1. Sachinhalt – Worüber wird informiert?
2. Selbstoffenbarung – Was gebe ich von mir preis?
3. Beziehungsaspekt – Wie stehe ich zum Gegenüber?
4. Appell – Was will ich bewirken?

Diese Ebenen wirken auch in der physiotherapeutischen Kommunikation gleichzeitig. So kann die Aussage *„Sie sollten diese Übung regelmäßig machen“*, abhängig von Tonfall, Beziehung und Kontext unterschiedlich verstanden werden: Auf der Sachebene enthält die Botschaft eine Information über eine empfohlene Handlung. Auf der Appellebene wird ein Wunsch oder eine Aufforderung formuliert. Auf der Selbstoffenbarungsebene zeigt der/die Therapeut:in möglicherweise Engagement und Fürsorge *(„Ich will, dass es Ihnen besser geht“)*. Auf der Beziehungsebene kann die Aussage je nach Tonfall und Beziehung auch als unterstützend oder kritisch erlebt werden *(„Ich traue dir zu, das zu schaffen“* vs. *„Du hältst dich nie an meine Anweisungen“)*. Missverständnisse entstehen häufig dadurch, dass Sender:in und Empfänger:in auf unterschiedlichen Ebenen kommunizieren, was im therapeutischen Setting gezielte Reflexion und Anpassung der Sprache besonders bedeutsam macht.

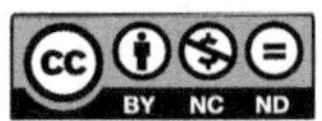
BY NC ND

4 Wie Beziehung entsteht

4.1 Einordnung des Beziehungsbegriffs

4.1.1 Bedeutung und Merkmale dyadischer Beziehungen

Soziale Beziehungen sind ein zentrales Fundament soziologischer Theorien und entscheidend für das Verständnis gesellschaftlicher Strukturen (Luhmann 1984). Ihre Erforschung blickt auf eine lange Tradition zurück und hat sich im Laufe der Zeit in zahlreiche spezialisierte Teilbereiche ausdifferenziert (Vonneilich 2020). Dyadische Beziehungen, d. h. Beziehungen zwischen zwei Personen, stellen eine grundlegende Form sozialer Interaktion dar. Im Unterschied zu Gruppenbeziehungen sind sie personengebunden und zeichnen sich durch eine hohe wechselseitige Bezogenheit aus. In der Regel enden sie, wenn eine der beteiligten Personen die Beziehung verlässt, da ihre Existenz untrennbar mit der individuellen Konstellation der Beteiligten verknüpft ist (Lenz 2008). Wesentliche Merkmale solcher Beziehungen sind ihre Exklusivität, die Annahme einer gewissen Dauerhaftigkeit sowie das spezifische Wissen, das beide Personen übereinander und über ihre Beziehung teilen. Dieses Wissen umfasst sowohl individuelle Eigenschaften als auch ein gemeinsames Verständnis der Beziehungsqualität und -geschichte (Lenz 2008). Persönlichkeitsmerkmale beeinflussen wesentlich, wie Beziehungen entstehen, sich entwickeln und erlebt werden. Sie wirken stabilisierend, aber auch dynamisch auf soziale Interaktionen und Erwartungshaltungen (Neyer und Asendorpf 2018). Zugleich sind Beziehungen im sozialen, gesellschaftlichen und kulturellen Kontext verankert und unterliegen situativen Einflüssen (Bourdieu 1987). Zur theoretischen Einordnung bieten sich verschiedene Ansätze an, die die Dynamik zwischen Nähe und Distanz oder Autonomie und Bindung betonen.

A. von Bosse, *Kommunikation und Beziehungsgestaltung in der Physiotherapie*, essentials, https://doi.org/10.1007/978-3-662-72935-9_4

4.1.2 Beziehungsdynamiken und theoretische Perspektiven

Aus mikrosoziologischer Sicht entstehen Beziehungen durch wiederkehrende Interaktionen, die Handlungsunsicherheiten reduzieren und soziale Routinen etablieren (Lenz 2008). Beziehung wird als sozial konstruiertes und kontextabhängiges Phänomen beschrieben, das durch subjektive Deutungen und symbolische Interaktionen permanent (re-)produziert wird (Lerner 1978). Dabei spielt die Freiwilligkeit eine zentrale Rolle: Während einige Beziehungen selbst gewählt sind (z. B. Freundschaften), entstehen andere durch äußere Gegebenheiten (z. B. familiäre Bindungen, Therapie) (Heidbrink et al. 2009). Jede dyadische Beziehung ist Teil eines größeren sozialen Netzwerks (Lenz 2008). Diese Einbettung beeinflusst die Beziehungsgestaltung ebenso wie die individuelle Wahrnehmung sozialer Unterstützung. Für die Bewertung sozialer Bindungen ist dabei weniger die objektive Kontaktanzahl als vielmehr die subjektiv empfundene Unterstützung ausschlaggebend (Vonneilich 2020).

Die Relational Dialectics Theory (Baxter und Braithwaite 2008) begreift persönliche Beziehungen nicht als stabile, abgeschlossene Einheiten, sondern als dynamische Prozesse, die von fortwährenden Spannungsverhältnissen durchzogen sind. Zentrale dialektische Gegensätze, wie Autonomie vs. Verbundenheit, Offenheit vs. Geschlossenheit oder Vorhersehbarkeit vs. Neuheit, prägen dabei die Beziehungsgestaltung. Auch im therapeutischen Kontext zeigen sich diese Spannungen deutlich, z. B. wenn Patient:innen einerseits nach Selbstbestimmung streben, andererseits jedoch den Wunsch nach Schutz, Führung oder Entlastung durch Therapeut:innen artikulieren. Die Anerkennung und reflektierte Bearbeitung solcher Beziehungsspannungen kann wesentlich zur Qualität der therapeutischen Beziehung[1] beitragen.

Im physiotherapeutischen Kontext reicht der Beziehungsbegriff über ein rein funktionales Verständnis hinaus: Beziehungen sind auch hier emotional und kognitiv geprägt und eng mit institutionellen Rahmenbedingungen verflochten (Zimney et al. 2025; Moecke und Camp 2024; von Bosse et al. 2024; Miciak et al. 2019).

---

[1] *Der Begriff „therapeutische Beziehung" wird international unterschiedlich verwendet und ist nicht einheitlich definiert. Im deutschsprachigen Raum finden sich neben ihm auch die Bezeichnungen therapeutische Allianz oder Arbeitsbündnis, im Englischen Begriffe wie therapeutic relationship, therapeutic alliance oder working alliance, die unterschiedliche theoretische Perspektiven betonen. In diesem Essential wird „therapeutische Beziehung" bewusst verwendet, um auch die sozialen und emotionalen Dimensionen der Interaktion über den rein funktionalen Behandlungszusammenhang hinaus zu erfassen.*

Für die therapeutische Praxis ergibt sich daraus die Notwendigkeit, dyadische Beziehungen nicht als selbstverständlich gegeben zu betrachten, sondern sie aktiv zu gestalten und kontinuierlich zu reflektieren. Therapeut:innen benötigen hierfür ein differenziertes Bewusstsein für bestehende Machtasymmetrien, gesellschaftliche sowie intersubjektive Rollenerwartungen sowie die individuellen Bedürfnisse und Lebensrealitäten ihrer Patient:innen (Sjöberg und Forsner 2022). Besonders in langwierigen oder belastenden Therapieprozessen kann eine tragfähige therapeutische Beziehung entscheidend zur Förderung von Motivation, Vertrauen und Behandlungserfolg beitragen (z. B. von Bosse et al. 2024).

Eine zentrale Grundlage von Beziehungen stellt das **Vertrauen** dar. Es entsteht aus positiven Interaktionserfahrungen und fungiert als stabilisierendes Element für zukünftige gemeinsame Handlungen (Fuhse 2002). Vertrauen entwickelt sich, wenn Beziehungspartner:innen beim Gegenüber Verhaltensweisen wahrnehmen, die als beziehungsförderlich interpretiert werden und über das bloße Eigeninteresse hinausgehen (Wieselquist et al. 1999). Insbesondere im therapeutischen Kontext schafft Vertrauen die Voraussetzung für Offenheit, Ehrlichkeit und Kooperationsbereitschaft. In sensiblen Situationen, wie im Umgang mit Krankheit, Pflegebedürftigkeit oder psychischer Belastung ist ein belastbares Vertrauensverhältnis essenziell für das Gelingen gemeinsamer Prozesse (von Bosse et al. 2024; Bernhardsson et al. 2017).

Neben Vertrauen gilt **Empathie** als ein weiterer Schlüsselmechanismus gelingender Beziehungsgestaltung. Sie befähigt Individuen, auf die Bedürfnisse des Gegenübers einzugehen und emotionale Resonanz herzustellen. Dabei lassen sich zwei Formen unterscheiden: emotionale und kognitive Empathie (Klüver et al. 2021). Emotionale Empathie bezeichnet das unmittelbare Mitempfinden emotionaler Zustände, das häufig unbewusst und schwer steuerbar ist. Sie äußert sich in affektiven Reaktionen auf die Wahrnehmung der emotionalen Verfassung einer anderen Person (z. B. das Empfinden von Freude, wenn eine nahestehende Person von einer bestandenen Prüfung berichtet). Kognitive Empathie hingegen umfasst die bewusste Fähigkeit zur Perspektivenübernahme. Im Fokus steht hier das gedankliche Nachvollziehen der Absichten oder Sichtweisen des Gegenübers, ohne sich dabei notwendigerweise affektiv einzufühlen (Will und Kauffeld 2018) (z. B. *„Ich kann Deinen Unmut gut verstehen, weil es mir auch schon mal so erging“*). Beide Formen sind im Gesundheitskontext für eine tragfähige und vertrauensvolle Beziehungsgestaltung bedeutsam.

In Paarbeziehungen verschiebt sich die Perspektive der Partner:innen von einem individuellen „Ich“ hin zu einem gemeinsamen „Wir“, was ihre Selbst- und Fremdwahrnehmung grundlegend verändert. Diese neue gemeinsame Identität schafft Nähe, stellt jedoch zugleich in modernen, stark individualisierten

Gesellschaften die Frage, wie persönliche **Autonomie** und Individualität erhalten bleiben können (Burkart 2022). Nähe manifestiert sich dabei nicht allein in emotionaler oder körperlicher **Intimität,** sondern in vielfältigen Praktiken wie dem Teilen von Gedanken und Erfahrungen, gegenseitiger Fürsorge, gemeinsam verbrachter Zeit oder praktischer Unterstützung (Karandashev 2023). Zugleich erfüllt das physische Beisammensein eine regulierende Funktion: Es stabilisiert gemeinsame Routinen, erzeugt Erwartungen an Paarzeit und kann Einfluss auf die Gestaltung individueller Freiräume nehmen. Darüber hinaus dient es häufig der Absicherung gegenüber potenziellen Bedrohungen der Beziehung, etwa durch konkurrierende Bindungen oder die Angst vor Trennung (Monz 2018).

Machtverhältnisse und deren Aushandlung in Beziehungen In nahezu allen sozialen Beziehungen bestehen implizite oder explizite Machtstrukturen, die sich auf unterschiedlichen Ebenen manifestieren und das kommunikative Geschehen sowie die Beziehungsgestaltung wesentlich mitbestimmen. Auch in dyadischen Konstellationen verfügen beide Partner:innen in der Regel über Einflussmöglichkeiten, allerdings häufig in asymmetrischer Ausprägung. Machtverhältnisse sind dabei nicht statisch, sondern kontextabhängig und dynamisch; sie unterliegen fortlaufenden Aushandlungsprozessen. Sie beeinflussen, wie Aufgaben verteilt, Entscheidungen getroffen und Abhängigkeiten innerhalb der Dyade organisiert werden. Foucault (1977) versteht Macht nicht als Besitz, sondern als relationale Praxis, die sich in allen sozialen Beziehungen vollzieht und dort Wirkung entfaltet.

Machtprozesse in dyadischen Beziehungen sind häufig tief in der gemeinsamen Geschichte verankert: Frühere Erlebnisse und Interaktionen beeinflussen wesentlich, wie gegenwärtige Spannungen oder Auseinandersetzungen verlaufen. Gleichzeitig sind Machtverhältnisse auch auf die Zukunft ausgerichtet: Beziehungshandlungen in spezifischen Situationen, darunter verbale oder nonverbale Interaktionen, können über den Moment hinaus Wirkung entfalten und die Qualität der Beziehung langfristig positiv bzw. negativ beeinflussen (Lenz 2009).

Unvorhergesehene Veränderungen, wie der Verlust von Autonomie infolge einer Erkrankung, können die fragile Balance der Beziehungslogik stören, indem sie Machtverhältnisse, Rollenverteilungen und Entscheidungsprozesse innerhalb der Dyade (Beziehung zwischen zwei Personen) maßgeblich beeinflussen (von Bosse et al. 2025a, b). Insbesondere im Kontext chronischer Erkrankungen, die eine signifikante Veränderung der bestehenden Lebensstrukturen und Zukunftsperspektiven bedingen, erfolgt eine Neubestimmung der bestehenden Abhängigkeiten und Verantwortlichkeiten (Pfeffer 2019). In solchen Situationen wird der bewusste, reflektierte Umgang mit Spannungen in der Beziehung zu einem zentralen Faktor für deren Stabilität und Qualität. Eng damit verknüpft ist das Prinzip der

Reziprozität, das in herausfordernden Lebenslagen besonders auf die Probe gestellt wird. Es beschreibt das Prinzip des ausgewogenen Gebens und Nehmens innerhalb einer Beziehung. In engen sozialen Bindungen basiert sie weniger auf unmittelbaren materiellen Gegenleistungen, sondern auf emotionaler Bindung, gemeinsamen Lebenszielen und symbolischer Anerkennung (Vonneilich 2020). Gerade in Pflegebeziehungen zwischen Patient:in und angehöriger Person ist es entscheidend, dass Unterstützungsleistungen durch Wertschätzung und Dankbarkeit anerkannt werden. Bleibt diese Anerkennung aus, kann dies zu einer emotionalen Schieflage führen und langfristig die Beziehung belasten. Die Norm der Reziprozität wird durch die gemeinsame Lebensgeschichte geprägt und muss im Kontext gesellschaftlicher Entwicklungen wie Individualisierung und Selbstverwirklichung immer wieder neu ausgehandelt werden (Vonneilich 2020).

Beziehungen und Konstellationen in der Physiotherapie

5

5.1 Patient:in – Therapeut:in Beziehung

5.1.1 Begriffsklärung und theoretische Einbettung

Die physiotherapeutische Praxis ist in hohem Maße von zwischenmenschlichen Interaktionen und spezifischen Beziehungskonstellationen geprägt. Im Vergleich zu anderen therapeutischen Berufen zeichnen sich diese Beziehungen dadurch aus, dass sie neben kognitiven und emotionalen auch physische Komponenten umfassen (Jamarim et al. 2019). Die therapeutische Beziehung gilt daher als zentraler Wirkfaktor im physiotherapeutischen Setting (vgl. u. a McCabe et al. 2022; Miciak et al. 2019). Obwohl das Konzept der therapeutischen Beziehung ursprünglich aus der Psychotherapie stammt, hat es sich auch in der Physiotherapie als wesentlicher Bestandteil eines erfolgreichen Therapieprozesses etabliert (Moecke und Camp 2024; von Bosse et al. 2024; McCabe et al. 2022; Kinney et al. 2020; Taccolini Manzoni et al. 2018). In der aktuellen Literatur wird jedoch zunehmend diskutiert, wie sich der Begriff „therapeutische Beziehung“ theoretisch fassen und methodisch erfassen lässt – ein Umstand, der durch unterschiedliche disziplinäre Herangehensweisen und handlungsbezogene Kontexte zusätzlich erschwert wird.

Trotz wachsender empirischer Evidenz fehlt bislang eine konsistente Konzeptualisierung und Operationalisierung der therapeutischen Beziehung, insbesondere im Bereich der muskuloskelettalen Rehabilitation.

Dynamik und Einflussfaktoren der therapeutischen Beziehung

Die therapeutische Beziehung ist ein dynamischer, sich im Verlauf der Behandlung entwickelnder Prozess. Sie wird durch ein Zusammenspiel biologischer, sozialer

A. von Bosse, *Kommunikation und Beziehungsgestaltung in der Physiotherapie*, essentials, https://doi.org/10.1007/978-3-662-72935-9_5

und psychologischer Faktoren beeinflusst – sowohl seitens der Patient:innen als auch der Therapeut:innen, aber auch – bewusst oder unbewusst – durch An- und Zugehörige (vgl. Abschn. 5.4). Wesentliche Einflussgrößen sind dabei die fachliche Kompetenz der Physiotherapeut:innen sowie ihre Fähigkeit, empathisch auf individuelle Bedürfnisse einzugehen und eine Atmosphäre des Vertrauens und der Offenheit zu schaffen (Rodríguez-Nogueira et al. 2025; von Bosse et al. 2024; Miciak et al. 2019). Kommunikation fungiert hierbei als zentrale Ressource: Sie ermöglicht nicht nur Informationsaustausch, sondern trägt wesentlich zum Aufbau und zur Gestaltung einer stabilen therapeutischen Beziehung bei (Søndenå et al. 2020).

Die Qualität der therapeutischen Interaktion wird maßgeblich durch die zwischenmenschlichen und kommunikativen Kompetenzen der Therapeut:innen bestimmt. Empirische Befunde unterstreichen darüber hinaus die Bedeutung einer individualisierten Behandlung, die Präferenzen und Erwartungen der Patient:innen aktiv berücksichtigt. Vertrauen, als ein zentrales Element der therapeutischen Beziehung, erweist sich insbesondere bei chronisch erkrankten Patient:innen als signifikanter Prädiktor für positive Behandlungsergebnisse, etwa im Hinblick auf Schmerzreduktion oder funktionale Verbesserungen (Zimney et al. 2025). Therapeut:innen prägen den Behandlungsprozess und die therapeutische Beziehung durch ihre persönliche Haltung, ihre Werte sowie ihre Einstellung gegenüber den Patient:innen wesentlich. Ein hohes Maß an Authentizität, Selbstreflexion und Empathiefähigkeit unterstützt sie dabei, das subjektive Erleben der Patient:innen angemessen zu erfassen und die therapeutische Strategie entsprechend auszurichten (Rodríguez-Nogueira et al. 2025; von Bosse et al. 2024). Von besonderer Relevanz sind dabei das Erleben eines Verstandenwerdens auf Seiten der Patient:innen sowie ein gegenseitiges Vertrauensverhältnis. Diese Elemente bilden die Grundlage für eine tragfähige, unterstützende Beziehung, in der partizipative Entscheidungsfindung und nachhaltige Behandlungserfolge wahrscheinlicher werden (Fritzsche et al. 2016).

Auch strukturelle Rahmenbedingungen, wie eine flexible Terminplanung oder ausreichend Zeit für Gespräche, können die Qualität der therapeutischen Beziehung und damit die Interaktion in der Dyade beeinflussen.

Ein systematisches Review von Rodríguez-Nogueira et al. (2025) identifiziert drei zentrale Einflussbereiche der therapeutischen Beziehung:

- **Individuelle Kompetenzen** der Therapeut:innen (z. B. Empathie, Kommunikationsfähigkeit, organisatorische Kompetenz),
- **Gestaltung der Beziehung** durch gemeinsame Entscheidungsfindung, motivierende Gesprächsführung und eine an individuelle Bedürfnisse angepasste Therapie,

- **Gesundheitsbezogene Outcomes,** wie Funktionsverbesserung, Schmerzreduktion, gesteigerte körperliche Leistungsfähigkeit oder verbesserte Körperfunktion und Aktivität (Rodríguez-Nogueira et al. 2025).

Für die neurologische Rehabilitation heben Heredia-Callejón et al. (2023) und von Bosse et al. (2024) insbesondere die Bedeutung emotionaler und sozialer Aspekte hervor. Zu den Schlüsselfaktoren einer förderlichen Beziehung zählen die persönliche Anerkennung der Patient:innen, eine partnerschaftliche Zusammenarbeit im therapeutischen Team, Hoffnung und Zuversicht sowie die aktive Einbindung von Angehörigen. Die therapeutische Beziehung wird dabei nicht nur als Rahmenbedingung, sondern als integraler, aktiv gestaltbarer Bestandteil des Rehabilitationsprozesses verstanden (von Bosse et al. 2024; Heredia-Callejón et al. 2023).

Die zunehmende Evidenz zur Wirksamkeit der therapeutischen Beziehung zeigt, dass sie ein bedeutsamer Wirkfaktor für den Behandlungserfolg in der Physiotherapie ist. Sie kann die Adhärenz zur Therapie fördern und sich positiv auf eine Vielzahl funktionaler wie emotionaler Gesundheitsoutcomes auswirken - insbesondere bei Patient:innen mit chronischen Erkrankungen (Zimney et al. 2025; von Bosse et al. 2024; Kinney et al. 2020).

5.1.2 Körperliche Nähe im Kontext von Therapie

Die Berührung von Patient:innen durch Therapeut:innen kann sowohl körperliche als auch emotionale Reaktionen hervorrufen und ist nicht nur funktional, sondern umfasst ethische, kommunikative und emotionale Dimensionen, die in der klinischen Praxis bewusst berücksichtigt werden müssen, wobei ihre Bedeutung stark durch soziale und kulturelle Normen geprägt ist (Buono et al. 2025; Jamarim et al. 2019). Diese beeinflussen, welches Maß an Berührung als angemessen empfunden wird, sowie das Erleben von Nähe, Vertrauen und Sicherheit. Therapeut:innen sind daher gefordert, mit kultureller Sensibilität auf individuelle Erwartungen und Grenzen einzugehen, um eine respektvolle und vertrauensvolle Beziehung zu gestalten.

Die ethische Legitimation von Berührung in der Physiotherapie ist eng verknüpft mit dem Prinzip des informierten Einverständnisses sowie mit einem respektvollen Umgang mit physischen und emotionalen Grenzen (Scheel 2019). Eine vertrauensvolle Atmosphäre, in der sich Patient:innen sicher fühlen und Berührungen als unterstützend erleben, ist hierfür unerlässlich. Berührung eröffnet im therapeutischen Setting einen körperlichen Kommunikationsraum, in dem Patient:innen zur aktiven Mitgestaltung eingeladen werden. Im physiotherapeutischen

Lernprozess spielt Berührung auch in Form gezielter Korrekturen eine zentrale Rolle. Sie vermittelt konkrete Hinweise zur Bewegungsausführung und erlaubt gleichzeitig eine differenzierte Wahrnehmung, Bewertung und Modifikation durch die Therapeut:innen. Das unmittelbare Spüren dieser Impulse unterstützt Patient:innen dabei, ihre Bewegungen gezielt zu justieren (Keel und Caviglia 2023).

Berührung fungiert im physiotherapeutischen Setting als ein vielschichtiger Kommunikationsraum, in dem nonverbale Signale ausgetauscht, therapeutische Intentionen vermittelt und Beziehungen gestaltet werden, wobei körperliche, soziale und psychologische Bedeutungsdimensionen ineinandergreifen (Beeston und Simons 1996). Aus Sicht der Patient:innen ist Berührung häufig Ausdruck von Zuwendung, wobei insbesondere Frauen und Personen mit höherem Bildungsgrad höhere Ansprüche an die Qualität therapeutischer Berührung formulieren (Bystrzycka et al. 2023).

Berührung ist zudem Teil professioneller Sozialisation. Das verkörperte Lernen vollzieht sich als dynamischer Prozess, in dem Lernende zunächst Unsicherheit erleben und sich schrittweise an körperliche Interaktion herantasten. Mit wachsender Erfahrung entwickelt sich ein tieferes Verständnis für die Bedeutung von Berührung und deren professionelle Anwendung. Insbesondere der Übergang vom theoretischen Unterricht zur klinischen Praxis erfordert eine kontinuierliche Auseinandersetzung mit persönlichen wie auch professionellen Grenzen (Norris und Wainwright 2022).

5.2 Beziehung zwischen Patient:in – Angehörige:r

Bedeutung der dyadischen Beziehung im Versorgungskontext Die Beziehungsgestaltung zwischen Patient:innen und Angehörigen ist häufig durch eine familiäre oder partnerschaftliche Bindung geprägt. Solche dyadischen Beziehungen sind meist von starker emotionaler, funktionaler, und/oder rationaler Nähe getragen und bilden ein zentrales Element informeller Pflegearrangements (von Bosse et al. 2025a, b). In offenen Familiensystemen erfolgen Entscheidungsprozesse in einem Zusammenspiel individueller Bedürfnisse und gemeinsamer Ziele. Sobald sich ein Element z. B. durch eine plötzliche Pflegebedürftigkeit durch einen Schlaganfall verändert, betrifft dies das gesamte System. So führt die Umstellung neben den Betroffenen selbst auch bei den Angehörigen zu tiefgreifenden Anpassungsprozessen im Alltag, in der Rollenverteilung und im emotionalen Miteinander (Schönberger und Kardorff 2004).

Rollenveränderungen und Ambiguität in der dyadischen Beziehung Ein zentrales Spannungsfeld in der Patient:innen-Angehörigen-Beziehung liegt in der Rollendifferenzierung. Klüver et al. (2021) beschreiben dies unter dem Konzept der Ambiguitätstoleranz: Rollen sind in der Pflege von Familienangehörigen oft nicht eindeutig zuordenbar, was Unsicherheit in der Kommunikation und Beziehungsgestaltung erzeugt (Klüver et al. 2021). Besonders in partnerschaftlichen Konstellationen kommt es zu einer Vermischung von Ehe- bzw. Liebesbeziehung und pflegerischer Verantwortung. Die Grenze zwischen „Partner:in" und „Pflegeperson" verschwimmt: Der pflegende Partner weiß nicht, in welcher Funktion er/sie gerade handelt und auch der/die Erkrankte hat Schwierigkeiten, die Interaktion richtig zu deuten (Schönberger und Kardorff 2004).

Formen und Folgen von Unterstützungsleistungen Im Krankheitsverlauf verändern sich die Unterstützungsformen. Anfangs überwiegen kognitive Aufgaben wie Alltagsorganisation, Therapieplanung, Rehabilitationskoordination, Arztbesuche, Hilfsmittelmanagement und administrative Tätigkeiten sowie das Recherchieren medizinischer Informationen. Später nehmen instrumentelle Tätigkeiten zu: Angehörige übernehmen Pflegeaufgaben, Alltagsorganisation und Begleitungen zu Terminen. Dabei kann es zu schleichender Überlastung kommen, insbesondere wenn eigene Bedürfnisse dauerhaft zurückgestellt werden. Diese Belastung wird oft unterschätzt, wodurch sich der individuelle Maßstab für Zumutbarkeit und Erschöpfung verschiebt (Rusu et al. 2020; Schönberger und Kardorff 2004). Ein Beispiel hierfür ist ein Ehemann, der über Jahre hinweg täglich die Grundpflege seiner an Multipler Sklerose erkrankten Ehefrau übernimmt und diese belastende Tätigkeit trotz physischer und emotionaler Überforderung als „selbstverständlich" bezeichnet.

Dyadische Aushandlungsprozesse und Coping In der dyadischen Beziehung zwischen Patient:in und Angehörige:r/m werden Rollen, Erwartungen und Bedeutungen kontinuierlich ausgehandelt. Die Partner:innen interagieren nicht nur auf der verbalen Ebene, sondern beeinflussen sich auch durch emotionale Unterstützung und die gemeinsame Entwicklung von Bewältigungsstrategien (vgl. Abschn. 2.2) (von Bosse et al. 2025a; Laratta et al. 2020; Ramazanu et al. 2020). Interaktionsprozesse innerhalb dyadischer Beziehungen verlaufen häufig implizit und wenig reflektiert, sodass Veränderungen in der Dyade oftmals nicht wahrgenommen und folglich nicht explizit kommuniziert oder gemeinsam thematisiert werden (von Bosse et al. 2025a; von Bosse et al. 2024).

Gleichzeitig bildet die dyadische Kommunikation die Grundlage für sogenanntes „dyadisches Coping“, eine Form gemeinsamer Bewältigung von Stress und Belastung (Randall und Bodenmann 2009). Studien zeigen, dass dyadisches Coping (vgl. Coping Abschn. 2.2) ein signifikanter Prädiktor für Partnerschaftszufriedenheit und das psychische wie physische Befinden beider Partner:innen ist (Rusu et al. 2020). Besonders in belastenden Phasen z. B. unmittelbar nach einer schweren Diagnose oder einem unvorhersehbaren Ereignis (z. B. Schlaganfall, Schädel-Hirn-Trauma) kann die Fähigkeit zur gegenseitigen Unterstützung entscheidend sein.

Beziehungstypen in der Langzeitrehabilitation

Eine qualitative Studie zu Coping-Strategien von Paaren, bei denen eine Person eine chronische neurologische Betroffenheit aufweist, identifizierte drei charakteristische Paarbeziehungstypen, die unterschiedliche dyadische Bewältigungsformen im Umgang mit der veränderten Lebenssituation aufzeigen (von Bosse et al. 2025a, b). Diese Typen beschreiben, wie Paare ihre Beziehung im Kontext chronischer neurologischer Beeinträchtigungen neu verhandeln und strukturieren:

Disengager (Aufgebende): Diese Paare ziehen sich sowohl emotional als auch kommunikativ voneinander zurück. Die fortdauernde Belastung durch die Erkrankung führt zu Resignation, Rückzug und mitunter zur Entfremdung. Gemeinsame Bewältigungsstrategien fehlen weitestgehend; die Partnerschaft ist durch Distanz und Hilflosigkeit geprägt, frühere Aktivitäten, z. B. Reisen oder gemeinsame Hobbies werden nicht aufrechterhalten.

Maintainer (Aufrechterhaltende): Paare dieses Typs bemühen sich, den Zustand vor der Erkrankung möglichst aufrechtzuerhalten. Durch die Stabilisierung gewohnter Routinen und Rollen versuchen sie, ein Gefühl von Normalität zu bewahren. Dabei kann es jedoch zu einer Verleugnung der veränderten Realität kommen, was langfristig emotionale und körperliche Überforderung begünstigen kann.

Transformer (Transformierende): Diese Paare begreifen die Erkrankung als gemeinsame Herausforderung und als Möglichkeit für persönliches und partnerschaftliches Wachstum. Sie entwickeln neue Formen der Nähe, passen Rollen aktiv an und gestalten ihr Leben proaktiv neu. Kommunikation, gegenseitige Unterstützung und ein reflektierter Umgang mit der veränderten Lebenslage sind zentrale Merkmale dieses Typs.

Die Typologie zeigt auf, wie unterschiedlich Paare mit den Folgen neurologischer Erkrankungen umgehen und welche Dynamiken sich daraus für die therapeutische Arbeit ergeben. Sowohl kontextbezogene Persönlichkeitseigenschaften einzelner Personen als auch die Dynamik von Dyaden unterliegen zeitlichen Veränderungen. Rollen, Kommunikationsmuster und Beziehungsqualitäten können sich im Verlauf der Rehabilitation oder Erkrankung verschieben, sodass eine wiederholte Analyse des Paarbeziehungstyps erforderlich ist.

Konkrete Fallbeispiele zu jedem Beziehungstyp sowie Hinweise für den physiotherapeutischen Umgang mit diesen unterschiedlichen Beziehungskonstellationen finden sich in den Fallvignetten am Ende dieses *essentials* (Kap. 7).

Die Qualität der dyadischen Beziehung zwischen Patient:in und Angehöriger:m hat einen maßgeblichen Einfluss auf den Verlauf der Rehabilitation. Sie prägt nicht nur das individuelle Coping (vgl.Abschn. 2.2), sondern beeinflusst auch die Bereitschaft zur Mitwirkung (Adhärenz) sowie das subjektive Wohlbefinden beider Beteiligter (von Bosse et al. 2025a, b).

Gleichzeitig wirkt das professionelle Handeln des Gesundheitspersonals, z. B. durch Kommunikation, therapeutische Haltung oder strukturelle Rahmenbedingungen auf die Beziehungsdynamik innerhalb der Dyade zurück. So entstehen komplexe Wechselwirkungen: Einerseits beeinflussen Persönlichkeit und Interaktionsmuster der Dyade die Inanspruchnahme und Gestaltung von Versorgung. Andererseits formt die Art der Versorgung, insbesondere wie sie professionell vermittelt und erlebt wird, die dyadische Beziehung mit. Dadurch entsteht ein dynamisches Wechselspiel, in dem sich Beziehung, Versorgung und professionelles Handeln wechselseitig konstituieren. Zur Veranschaulichung dieser Zusammenhänge dient das Modell in Abb. 5.1.

Auswirkungen auf Partnerschaft und Intimität

Schwere chronische Erkrankungen, die mit körperlichen und/oder funktionellen Beeinträchtigungen einhergehen, wirken sich nicht nur auf die Alltagsbewältigung aus, sondern betreffen auch die intime Beziehungsebene. Aspekte wie Sexualität, Begehren und körperliche Nähe können beispielsweise nach einem Schlaganfall erheblich beeinträchtigt sein (Stroke Association 2021; McGrath et al. 2019). Viele Betroffene berichten von einem Kontrollverlust über körperliche Reaktionen oder vom Gefühl, ihre Rolle als Partner:in nicht mehr erfüllen zu können (Thompson

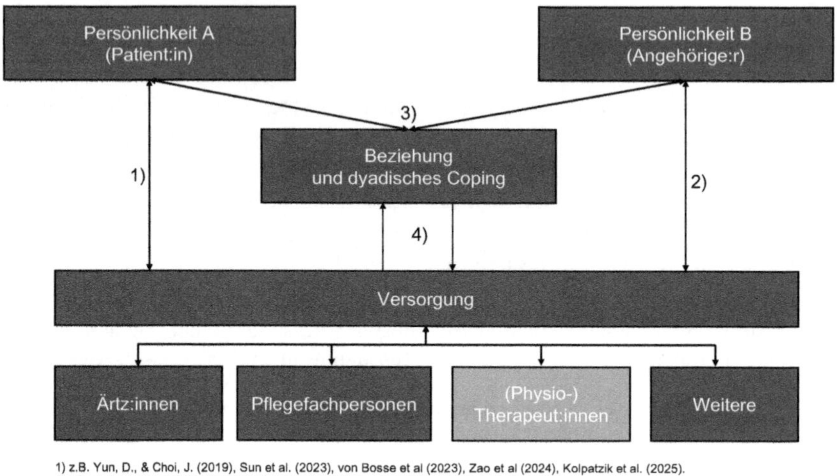

Abb. 5.1 Modell von Persönlichkeit, Beziehung und Versorgung

und Ryan 2009). Diese Veränderungen sind nicht nur individuell belastend, sondern wirken sich auch langfristig auf die Lebensqualität beider Partner:innen aus. Es bedarf daher einer Versorgungspraxis, die solche Aspekte explizit aufgreift und therapeutisch begleitet.

► Die dyadische Beziehung zwischen Patient:innen und Angehörigen stellt eine hochdynamische, vulnerable und zugleich resiliente Einheit im Kontext der Gesundheitsversorgung dar. Sie ist geprägt von wechselseitigen Anpassungen, impliziten Verhandlungen und emotionaler Arbeit. Um dieser Komplexität gerecht zu werden, sollten Fachpersonen im Gesundheitswesen nicht nur individuelle Patient:innen, sondern auch deren soziale Netzwerke – insbesondere die dyadischen Beziehungen – systematisch in die Versorgung einbeziehen.

5.3 Angehörige als Co-Therapeut:innen

Physiotherapeutische Prozesse, insbesondere in der Langzeitrehabilitation, sind selten auf die dyadische Interaktion zwischen Therapeut:in und Patient:in begrenzt. Vielmehr sind sie in komplexe soziale Kontexte eingebettet, in denen Angehörige eine zentrale Rolle spielen. In der physiotherapeutischen Praxis zeigt sich jedoch ein strukturelles Defizit: Die wirkmächtige Rolle der Patient:innen – Angehörigen – Dyade sowie der Angehörigen als eigenständige Einflussgröße bleibt häufig unberücksichtigt. Ebenso werden soziale Wirkfaktoren des individuellen Umfelds, wie familiäre Dynamiken, unterstützende Netzwerke oder emotionale Bindungen, zu selten systematisch in diagnostische und therapeutische Überlegungen einbezogen.

Der Begriff ‚Angehörige' umfasst unterschiedliche familiäre Rollen, wie Partner:innen, Eltern, Kinder oder Geschwister, die die betroffene Person häufig über längere Zeiträume hinweg begleiten, emotionale Unterstützung leisten, organisatorische Entlastung bieten und/oder in den therapeutischen Prozess eingebunden sind. Er schließt aber auch Zugehörige ein, also nicht-verwandte, aber nahestehende Personen wie Freund:innen oder Nachbar:innen (Ramazanu et al. 2020; McCarthy et al. 2020; Thompson und Ryan 2009).

Im Rahmen eines erweiterten Versorgungsverständnisses wird Angehörigen vermehrt die Rolle von Co-Therapeut:innen zugeschrieben (DRV 2015). Der Begriff verweist auf die aktive Mitwirkung von Angehörigen im therapeutischen Alltag: Sie erinnern an Übungen und führen diese gemeinsam mit den Betroffenen aus, geben Rückmeldung, motivieren zur aktiven Teilnahme, strukturieren und organisieren den Alltag oder begleiten emotionale Auseinandersetzungen mit Krankheit und Funktionseinschränkungen. In vielen Fällen übernehmen sie – bewusst oder unbewusst – Aufgaben, die das therapeutische Setting ergänzen und über die formalen Therapieeinheiten hinaus wirksam sind, insbesondere im häuslichen Umfeld (von Bosse et al. 2024).

Die Einbindung von Angehörigen erleichtert den Transfer von Therapieergebnissen in den Alltag, fördert Kontinuität und stärkt das Vertrauen. Gleichzeitig sind Angehörige keine Fachpersonen und agieren im Spannungsfeld zwischen emotionaler Nähe und therapeutischer Mitverantwortung. Rollenkonflikte, Überforderung und unterschiedliche Vorstellungen können das Zusammenspiel erschweren. Die Angehörigenrolle ist daher als Teil eines systemischen Verständnisses von Beziehungsgestaltung zu begreifen: Sie kann stabilisieren, aber auch Spannungen erzeugen, beispielsweise bei divergierenden Erwartungen oder Überschreitung von Belastungsgrenzen (von Bosse et al. 2025b; von Bosse et al. 2024; McCarthy et al. 2020).

Patient:innen, Angehörige und therapeutisches Fachpersonal bewerten die Einbindung von Familienmitgliedern in physiotherapeutische Maßnahmen bei schwerer Erkrankung grundsätzlich positiv. Bislang liegen jedoch nur wenige Studien vor, die Interventionen mit aktiver Angehörigenbeteiligung systematisch evaluieren. Eine gezielte Erforschung von Machbarkeit und Wirksamkeit erscheint daher notwendig (van Delft et al. 2021).

Die aktive Rolle von Angehörigen macht deutlich, dass physiotherapeutische Prozesse selten dyadisch (zw. Patient:in und Therapeut:in) verlaufen, sondern häufig eine triadische Beziehungskonstellation zwischen Patient:in, Angehörigen und Therapeut:in bilden. Kap. 3 und Abschn. 5.4 analysiert diese Konstellationen und zeigt, wie Kommunikation als Schlüssel zur Beziehungsgestaltung wirken kann.

Angehörige als aktive Beziehungspartner:innen in triadischen Therapieprozessen

Die aktive Mitwirkung von Angehörigen als Co-Therapeut:innen verändert die Art und Weise, wie physiotherapeutische Beziehungen gestaltet werden können – weg von rein dyadischen (Patient:in – Therpaeut:in) hin zu triadischen (Patient:in – Therapeut:in – Angehörige:r), vielschichtigen Interaktionsmustern.

5.4 Komplexe physiotherapeutische Beziehungen: Beziehungsdreieck Patient:in – Angehörige:r – Therapeut:in

Die Interaktion zwischen Patient:in, Angehörigen und Therapeut:in bildet eine komplexe triadische Beziehungskonstellation, die durch vielfältige Rollenüberlagerungen (Abschn. 2.1) und wechselseitige Einflussnahmen geprägt ist. Das Einbringen der Therapeut:in in das vertraute System von Patient:in und Angehörigen erfordert von allen Beteiligten eine bewusste Distanzierung von bestehenden Rollen und deren flexible Anpassung. Rollen müssen dabei situativ verlassen und neu eingenommen werden, um innerhalb der Triade angemessen agieren zu können (Klüver et al. 2021). Therapeut:innen nehmen während der Behandlung eine professionelle Rolle ein, die sie nach Abschluss der Therapie reflektiert ablegen. Angehörige wechseln je nach Situation zwischen Partner:in, Elternteil oder unterstützender Bezugsperson und fungieren häufig als Vertreter:innen der Interessen und Bedürfnisse der Betroffenen (Hoffmann et al. 2022). Auch Patient:innen selbst verkörpern multiple Rollen, etwa als Rehabilitand:in, Familienmitglied oder Elternteil. Diese Rollenmultiplikation verdeutlicht die Vielschichtigkeit triadischer Beziehungsgestaltung.

Die Qualität der dyadischen Beziehung zwischen Patient:in und Angehörigen beeinflusst wesentlich den therapeutischen Prozess – insbesondere hinsichtlich Coping, Compliance und subjektivem Wohlbefinden (vgl. Beziehungstypen

Abschn. 5.2). Gleichzeitig greifen professionelle Interventionen der Therapeut:innen und weiterer Fachpersonen direkt in diese dyadische Dynamik ein (vgl. Abb. 5.1). Dabei wird die Dyade selbst zum Subjekt der therapeutischen Arbeit: Therapeut:innen unterstützen nicht nur die Patient:innen in ihrer Rehabilitation, sondern begleiten auch die Angehörigen, um Überlastung und Überforderung zu minimieren, Mut und Hoffnung zu fördern sowie die dyadische Beziehung zu stärken. Eine stabile und funktionale Dyade kann den Therapieverlauf maßgeblich positiv beeinflussen (von Bosse et al. 2025a, b).

Sowohl kontextbezogene Persönlichkeitseigenschaften als auch Rollenverteilungen innerhalb der Dyade sind veränderlich und erfordern wiederholte Analysen, um auf wechselnde Bedürfnisse, Belastungen und Ressourcen reagieren zu können. In häuslichen Versorgungssituationen kann die Dyade zwischen Patient:in und Angehörigen zugleich Ressource und Konfliktfeld sein. Die Analyse triadischer Konstellationen muss daher strukturelle Rahmenbedingungen und individuelle Beziehungsmuster einbeziehen. Innerhalb der therapeutischen Triade werden Rollen, Verantwortlichkeiten, Erwartungen, Wünsche, Hoffnungen und Ziele fortlaufend verbal und nonverbal ausgehandelt (vgl. Abb. 5.2). Dabei können Missverständnisse und divergierende Vorstellungen ebenso entstehen wie Vertrauen und gemeinsame Zielorientierung. Eine bewusste Gestaltung der Kommunikationsprozesse ist daher zentral. Therapeut:innen benötigen hierfür nicht nur fachliche,

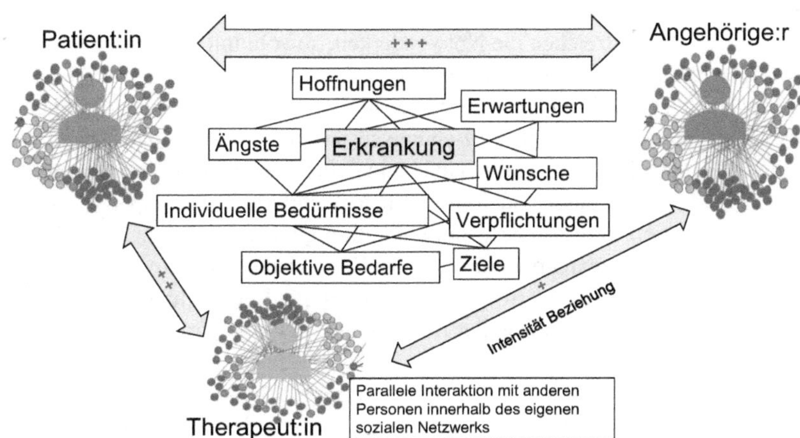

Abb. 5.2 Schematische Darstellung der Beziehungskonstellation zwischen Patient:in, Angehörigen und Therapeut:in

sondern auch ausgeprägte kommunikative und interaktionale Kompetenzen (Hoffmann et al. 2022), um eine tragfähige, von gegenseitigem Respekt geprägte Beziehung aufzubauen, in die Patient:innen und Angehörige aktiv eingebunden und ernst genommen werden.

5.5 Inter- und Intraprofessionelle Beziehungsgestaltung

Die steigenden Anforderungen im Gesundheitswesen, bedingt durch Krisen, Umweltveränderungen, demografischen Wandel und Fachkräftemangel, erfordern neben funktionierender interprofessioneller Zusammenarbeit auch ein reflektiertes, intraprofessionelles Rollenverständnis. Für eine patient:innenzentrierte, effektive und nachhaltige Versorgung müssen Gesundheitsfachpersonen sowohl teambezogene als auch individuelle Beziehungskompetenzen entwickeln (Behrend und Scheel 2023). Vor diesem Hintergrund gewinnt das CanMEDS-Rollenmodell als Orientierungsrahmen für professionsübergreifende Handlungskompetenz an Bedeutung. Ursprünglich in der ärztlichen Ausbildung verankert, bietet es mit seinen sieben Rollen (Medical Expert, Communicator, Collaborator, Leader, Health Advocate, Scholar, Professional) auch für nichtärztliche Gesundheitsberufe, wie der Physiotherapie, Pflege oder Ergotherapie, eine strukturierte Grundlage für ein erweitertes Rollenverständnis (s. Abb. 5.3). Besonders die Rollen *Communicator* und *Collaborator* unterstreichen die Notwendigkeit, sowohl mit Patient:innen und Angehörigen als auch innerhalb *(interprofessionell)* und zwischen *(intraprofessionell)* Berufsgruppen effektiv zu kommunizieren und zusammenzuarbeiten (Frank 2005). Besonders interprofessionelle Beziehungsgestaltung zeigt sich dabei nicht nur in funktionellen Absprachen, sondern in einem gemeinsamen, beziehungsorientierten Arbeitsbündnis, das unter anderem durch Rollenklarheit, partizipative Entscheidungsfindung und umfassende Kommunikation geprägt ist (Vaseghi et al. 2022). Der konstruktive Umgang mit beruflichen Differenzen und die Anerkennung unterschiedlicher Perspektiven erfordern eine bewusste Entwicklung teambezogener Kompetenzen, beginnend in der Ausbildung und verstetigt durch berufsbegleitende Fort- und Weiterbildung.

Gleichzeitig bedarf es einer tragfähigen intraprofessionellen Beziehungskultur, in der kollegialer Austausch, geteilte Werte und eine reflektierte Professionsidentität gefördert werden. In einem personzentrierten Versorgungskonzept tritt der/die Therapeut:in nicht nur als Expert:in für funktionelle Behandlung auf, sondern

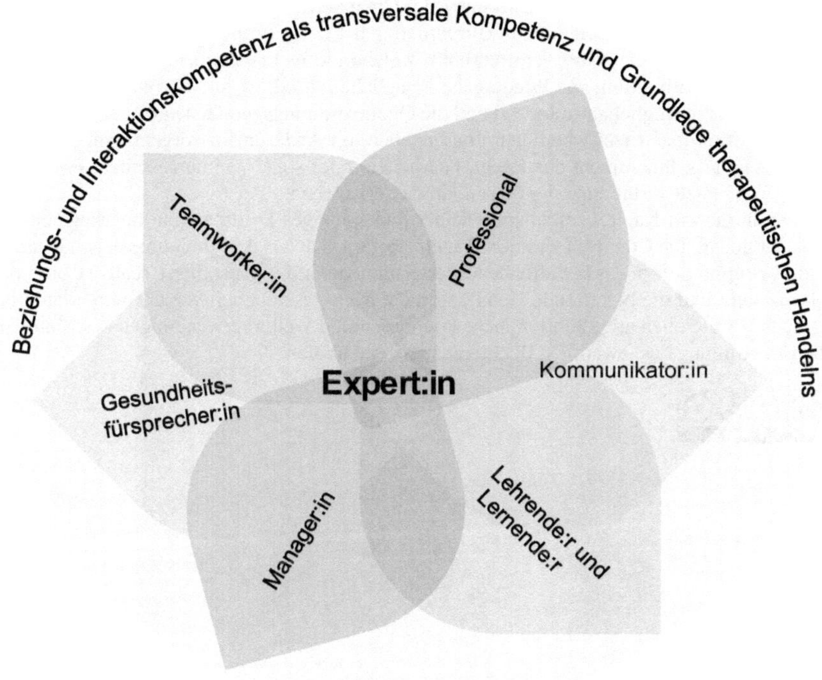

Abb. 5.3 Rollenverständnis von Physiotherapeut:innen gemäss CANMEDS Rollenmodell mit Beziehungskompetenz als transversale Grundlage therapeutischen Handelns

übernimmt eine vermittelnde, motivierende und begleitende Rolle, die sowohl emotionale Präsenz als auch kommunikative Sensibilität voraussetzt. Beziehungsgestaltung wird damit zur Schlüsselkompetenz therapeutischen Handelns – innerhalb der eigenen Berufsgruppe ebenso wie im interprofessionellen Team (Abb. 5.3).

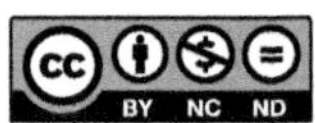
BY NC ND

6 Beziehungsorientiertes/Interaktives Clinical Reasoning

6.1 Clinical Reasoning im Beziehungskontext: Grundlagen und interaktive Perspektiven

Clinical Reasoning (CR) beschreibt den systematischen Prozess therapeutischer Entscheidungsfindung, basierend auf kognitiven und metakognitiven Prozessen. Es umfasst das strukturierte Erfassen, Analysieren und Bewerten von Informationen mit dem Ziel, individuelle Therapieentscheidungen zu treffen. Ein zentrales Element ist das **hypothetisch-deduktive Vorgehen,** bei dem zunächst allgemeine Annahmen (Hypothesen) formuliert und dann fallbezogen überprüft werden (Leschnik 2025). Dieser Denkprozess ist nicht direkt beobachtbar, sondern lässt sich nur durch das daraus resultierende therapeutische Handeln erschließen. Gängige Formen des Clinical Reasoning umfassen unter anderem das didaktische, ethische, interaktive, narrative, pragmatische, prognostische und prozedurale Reasoning (Wolfs 2022).

Im Kontext der Beziehungsgestaltung kommt dem interaktiven Reasoning besondere Bedeutung zu. Diese Form integriert bewusst die zwischenmenschliche Interaktion zwischen Therapeut:in, Patient:in und ggf. Angehörigen als dynamische Ressource in den Entscheidungsprozess (Wolfs 2022). Die therapeutische Beziehung wird dabei nicht nur als Rahmenbedingung verstanden, sondern als aktiver Einflussfaktor, der Zugang zu subjektiven Perspektiven und Lebenskontexten eröffnet. Das ermöglicht eine individuellere Zielentwicklung, eine passgenaue Intervention und eine höhere Akzeptanz therapeutischer Maßnahmen (von Bosse et al. 2025a; von Bosse et al. 2024; Heredia-Callejón et al. 2023). In der Langzeitrehabilitation kommt dieser Ansatz besonders zur Geltung, da Patient:innen häufig mit tiefgreifenden Veränderungen ihrer Autonomie, Rollenidentität und

A. von Bosse, *Kommunikation und Beziehungsgestaltung in der Physiotherapie*, essentials, https://doi.org/10.1007/978-3-662-72935-9_6

Lebensplanung konfrontiert sind. Therapeut:innen sind gefordert, psychosoziale Bedingungen wahrzunehmen, zu berücksichtigen und in die Therapieplanung einzubinden (von Bosse et al. 2025a, b).

Um die komplexen Beziehungskonstellationen im therapeutischen Setting zu verdeutlichen, wird im Folgenden ein erweitertes Modell vorgestellt, das das Paarbeziehungsmodell in ein triadisches Beziehungsgefüge integriert. Die Abbildung veranschaulicht die wechselseitigen Interaktionen zwischen Patient:in und Angehöriger:m, zwischen Patient:in und Therapeut:in sowie zwischen Therapeut:in und Angehöriger:m. Zudem wird die Beziehung zwischen Therapeut:in und der Dyade als Ganzes berücksichtigt, um die spezifische Dynamik triadischer Konstellationen sichtbar zu machen (Abb. 6.1). Je nach dyadischem Beziehungstyp (vgl. Beziehungstypen Abschn. 5.2, und von Bosse et al. (2025a)) ergeben sich unterschiedliche Anforderungen an Kommunikation, Zielentwicklung und Rollenklärung.

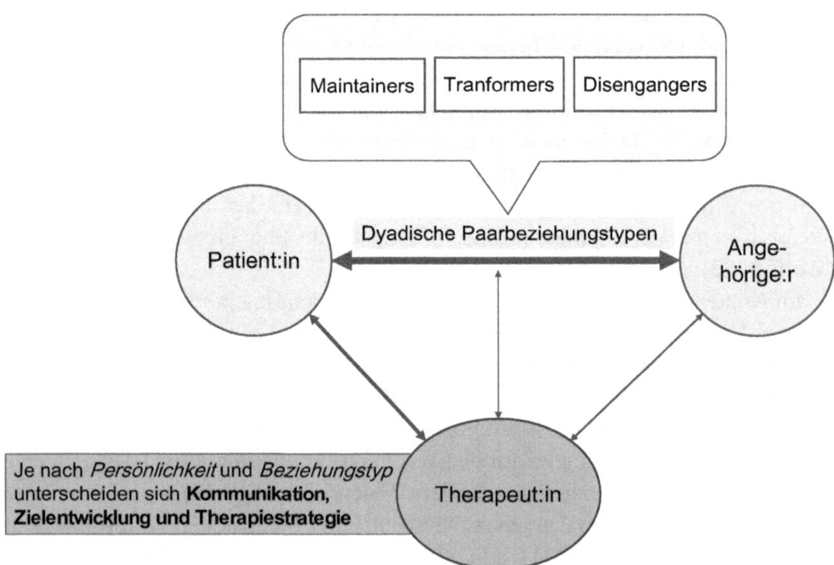

Abb. 6.1 Integration von Paarbeziehungsmodell in Beziehungsdreieck: Wechselwirkung zwischen Pat- Ang; Pat- Th; Th- Ang; sowie zwischen Th und Dyade erweitert in Anlehnung an von Bosse et al. (2025b)

6.1.1 Bedeutung der Anamnese und Zielentwicklung

Die Verordnung mit Diagnose bildet den Ausgangspunkt des CR-Prozesses. Die darauf aufbauende Anamnese erfordert ein sensibles Vorgehen, eine auf die individuelle Situation abgestimmte Untersuchung sowie eine partizipative Zielformulierung, um die Therapie an die jeweiligen Bedürfnisse und Erwartungen der Patient:innen und ihrer Angehörigen anzupassen. Neben medizinischen Aspekten werden auch psychosoziale, emotionale und dyadische Faktoren erfasst. Relevante Inhalte sind z. B.:

- Soziale Netzwerke und Rollenverteilung vor und nach der Erkrankung (z. B. *Gibt es unterstützende Netzwerke? Welche Rollen hat die Person im Familien-/Berufsleben?)*
- Kommunikationsstil und Erwartungen an Therapie (z. B. *Wie möchte der/die Patient:in einbezogen werden? Welche Rolle schreibt er/sie sich selbst und dem/der Therapeutin zu? Gibt es kulturelle oder sprachliche Besonderheiten?*)
- Ressourcen, Coping-Strategien und familiäre Dynamiken (z. B. *Was hat der betroffenen Person in früheren Krisen geholfen? Welche Rolle übernehmen Angehörige aktuell in der alltagspraktischen Unterstützung – und wie möchten sie in den Rehabilitationsprozess eingebunden werden?)*
- Qualität der Paarbeziehung, Rollenkonflikte (z. B. *Wie wurde die Beziehung vor dem Krankheitsereignis erlebt? Gab es Rollenverteilungen, die sich nun verändert haben? (z. B. „Er war immer der Macher", „Sie hat alles organisiert"), Wer übernimmt aktuell welche Aufgaben? Gibt es Rollenkonflikte oder Überforderung in der neuen Konstellation?)*

Aufbauend auf Anamnese, Inspektion und der körperlichen Untersuchung erfolgt eine **partizipative Zielformulierung,** die sich am Konzept des Shared Decision-Making (SDM) orientiert (Hoffmann et al. 2022). Kurz- und mittelfristige Ziele werden im Rahmen eines partizipativen Prozesses gemeinsam mit den Patient:innen – und gegebenenfalls unter Einbezug der Angehörigen – entwickelt und entlang der SMART-Kriterien (spezifisch, messbar, attraktiv, realistisch, terminiert) operationalisiert. Entscheidend ist dabei, dass die Zielsetzungen sowohl individuell bedeutsam als auch alltagsrelevant sind. Langfristige Rehabilitationsziele sollten auf der Ebene der sozialen Teilhabe formuliert und konsequent an der jeweiligen Lebenswelt der Betroffenen ausgerichtet werden.

Beispiele für Zielformulierungen unter Berücksichtigungen von dyadischer Beziehungsorientierung

Angehörige aktiv in die Therapie einbeziehen: Der Angehörige erhält innerhalb von vier Wochen eine strukturierte Anleitung zu unterstützenden Bewegungsstrategien (z. B. Transfertechniken, ergonomisches Heben) und wendet diese gemeinsam mit der Patientin unter Anleitung der Therapeutin an.

Förderung von sozialer Teilhabe durch Sport und Bewegung: Patientin und Angehöriger testen innerhalb von acht Wochen gemeinsam mindestens zwei neue Bewegungsformen (z. B Angepasstes Yoga, Nordic Walking), um herauszufinden, welche Aktivität langfristig Freude bereitet. ◄

Patient:innenberatung und -edukation als integraler Bestandteil des CR-Prozesses

Ein zentraler Bestandteil des intraktiven Reasonings ist die patient:innenzentrierte Kommunikation, insbesondere im Rahmen von Beratung und Edukation. Sie hat sich in den letzten Jahren zu einem unverzichtbaren Bestandteil patient:innenzentrierter Versorgung entwickelt, insbesondere in der Betreuung chronisch Betroffener (Schaeffer 2024). Edukation fokussiert darauf, Betroffene umfassend und verständlich über ihre Erkrankung, Therapien und Selbstmanagementmöglichkeiten zu informieren. Dies stärkt das **Wissen,** fördert die Selbstwirksamkeit und befähigt Patient:innen, aktiv und selbstbestimmt am therapeutischen Prozess teilzunehmen. Beratung dient der **Reflexion, Orientierung und gemeinsamen Entscheidungsfindung.** Sie stärkt die Fähigkeit der Betroffenen, mit ihrer Erkrankung umzugehen und fördert **Selbstmanagement** sowie aktive Teilhabe am therapeutischen Prozess (Niedermann 2018). Beide Elemente ergänzen sich und sind essenziell, um eine nachhaltige Versorgungsqualität zu gewährleisten.

6.1.2 Planung, Umsetzung und Evaluation von Therapiezielen

Ausgehend von überprüften Hypothesen entwickeln Therapeut:innen individuelle Interventionsstrategien, die auf zukünftige Anpassungspotenziale abzielen. Dabei sind ethische Überlegungen, wie die Berücksichtigung individueller Bedürfnisse, kultureller Hintergründe sowie unterschiedlicher Therapieerwartungen integraler Bestandteil der Entscheidungsfindung. Eine zentrale Herausforderung besteht darin, eine angemessene Balance zwischen individueller Begleitung und gemeinschaftlicher Zielverhandlung innerhalb der therapeutischen Beziehung herzustellen.

Das interaktive CR befähigt Fachpersonen dazu, flexibel auf dynamische Veränderungen im dyadischen Beziehungsgeschehen zu reagieren. Da sich Interaktionen von Patient:in und Angehörige:r/m im Rehabilitationsverlauf verändern können, ist eine kontinuierliche Reflexion sowohl der Beziehungsqualität als auch der Zielerreichung notwendig. Der gesamte Therapieprozess folgt einem iterativen Prinzip: Planung, Umsetzung und Evaluation bilden keine linearen Phasen, sondern wiederkehrende Schleifen, in denen therapeutische Maßnahmen regelmäßig überprüft, reflektiert, angepasst und gemeinsam mit den Betroffenen weiterentwickelt werden (vgl. Abb. 6.2).

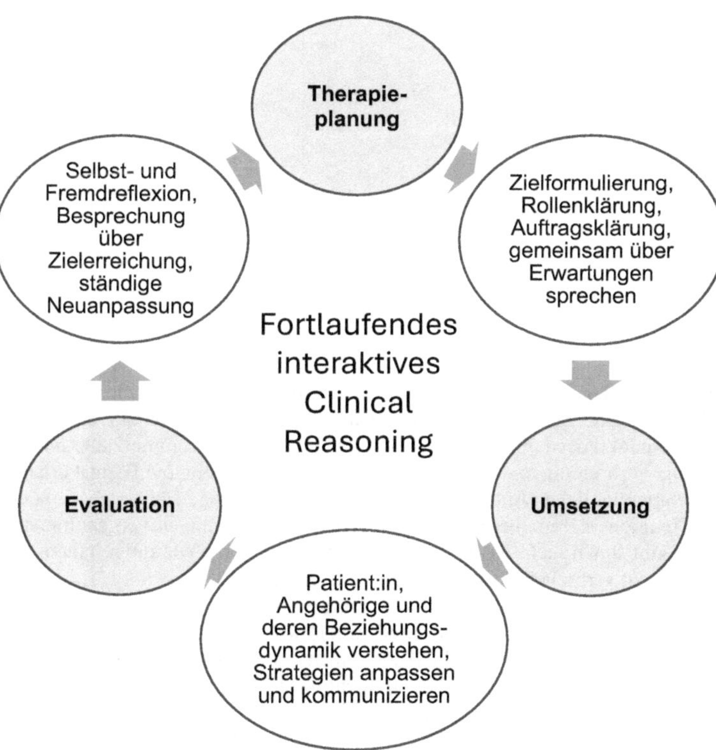

Abb. 6.2 Modellhafte Darstellung des interaktiven Clinical-Reasoning-Prozesses unter Berücksichtigung dyadischer Beziehungsdynamiken

Diese zyklische Vorgehensweise ermöglicht es, Therapieinhalte fortlaufend an neue Anforderungen, Beziehungskonstellationen und Lebensrealitäten anzupassen. Durch die systematische Einbindung der Dyade in die Reflexion und Dokumentation von Fortschritten wird eine partizipative und responsiv gestaltete therapeutische Beziehung gefördert, die den Prozess langfristig trägt und zur nachhaltigen Umsetzung beiträgt.

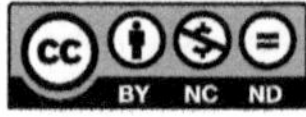

Beziehung gestalten in der Therapie: drei ICF- basierte Fallbeispiele

7

Im Folgenden werden drei Fallbeispiele vorgestellt, die auf der Internationalen Klassifikation der Funktionsfähigkeit, Behinderung und Gesundheit (ICF) basieren. Sie veranschaulichen unterschiedliche dyadische Beziehungstypen in der Therapie und zeigen, wie zentrale Befunde, Reasoning-Formen, Zielsetzungen und Interventionsstrategien für Patient:innen, Angehörige und die dyadische Beziehung in der Praxis berücksichtigt werden können.

7.1 Fallbeschreibung 1: Herr Kohl – Zustand nach Schlaganfall. Ein Beispiel für eine *Maintainer* (Aufrechterhalter) Dyade

Herr Kohl (68 Jahre) hat vor sechs Monaten einen ischämischen Schlaganfall in der rechten Hemisphäre erlitten (ICD-10: I63.9). Vor dem Schlaganfall war Herr K. handwerklich aktiv, erledigte Haus- und Gartenarbeiten selbst und definierte sich stark über seine körperliche Selbstständigkeit. Er lebt mit seiner Ehefrau in einem Einfamilienhaus auf dem Land. Seit dem Schlaganfall übernimmt sie neben den häuslichen Aufgaben auch die pflegerische Unterstützung. Beide möchten ihren gewohnten Lebensstil und die traditionelle Rollenverteilung beibehalten. Frau K. versteht sich vor allem als fürsorglich, vermeidet jedoch Veränderungen, die das Bild des „starken Mannes" infrage stellen könnten. Herr K. neigt dazu, Schwierigkeiten zu bagatellisieren und lehnt Hilfsmittel wie Rollator oder Gehhilfen aus Angst vor Würdeverlust zunächst ab **(Kontextfaktoren).**

Seine **Teilhabe** am sozialen Leben ist seit dem Ereignis stark reduziert; frühere Routinen wie der tägliche Spaziergang mit seiner Frau, gemeinsame Einkäufe oder

A. von Bosse, *Kommunikation und Beziehungsgestaltung in der Physiotherapie*, essentials, https://doi.org/10.1007/978-3-662-72935-9_7

gesellige Abende mit Freunden finden nur selten statt. Auch seine Rolle innerhalb der Familie hat sich verändert, was ihn emotional belastet.

Auf **Aktivitätsebene** ist Herr K. in seiner Mobilität deutlich eingeschränkt, benötigt Unterstützung beim Gehen sowie bei der Selbstversorgung, insbesondere beim Ankleiden von Hose und Strümpfen. Auf der Ebene der Körperfunktionen und -strukturen bestehen Einschränkungen in der motorischen Kontrolle und Muskelkraft der linken Körperhälfte sowie ein erhöhtes Erschöpfungsempfinden. Als Folge zeigt er eine linksseitige beinbetonte Hemiparese mit reduzierter Muskelkraft, eingeschränkter Koordination sowie einer Gangunsicherheit (ICD-10: G81.94). Zusätzlich leidet er unter einer anhaltenden Fatigue, die seine Belastbarkeit im Alltag deutlich einschränkt (ICD-10: G93.3).

Gegenüber der Physiotherapie zeigt Herr K. eine ambivalente Haltung. Einerseits äußert er den starken Wunsch, wieder an seinen täglichen Spaziergängen teilzunehmen, und stellt dies als vorrangiges Ziel seiner Rehabilitation dar. Andererseits begegnet er neuen therapeutischen Ansätzen oder Methoden eher zurückhaltend. Er bevorzugt Übungen, die er als „klassisch" empfindet, und meidet Trainingsformen, die ihn mit seiner veränderten Körperlichkeit konfrontieren. Seine Motivation speist sich vor allem aus dem Wunsch, zu seinem alten Selbstbild zurückzukehren. Seine Ehefrau bringt zwar Sorge um seine Gesundheit zum Ausdruck, vermeidet es aber, ihn zu neuen Denk- oder Handlungsweisen zu ermutigen. Vielmehr versucht sie, die gewohnten familiären Muster möglichst aufrechtzuerhalten.

Tab. 7.1 veranschaulicht auf Basis der rekonstruierten Fallbeschreibung zentrale Befunde und daraus abgeleitete Reasoning-Formen, Zielsetzungen und Interventionsstrategien für den Patienten (Herr K.), die Angehörige (Frau K.) sowie die dyadische Beziehung. Dabei werden individuelle Bedarfe, Beziehungskonstellationen und mögliche therapeutische Zugänge differenziert betrachtet.

Tab. 7.1 Zentrale Befunde und daraus abgeleitete Reasoning-Formen, Zielsetzungen und Interventionsstrategien für Herr K., Frau K., sowie die Dyade

	Befund (Patient/Angehörige/Paar)	Beziehungskontext	Reasoning Form	Mögliche Ziele	Strategien/Interventionen
Patient (Herr K.)	Ablehnung von Hilfsmitteln, Unsicherheits-gefühl	Angst vor Abhängigkeit und Autonomie-verlust	**Narrativ:** Nutzung biographischer Hintergründe und Lebensgeschichte, **Ethisch:** Selbstbild und Werte erfassen	Erhalt von Selbstwirksamkeit bei gleichzeitiger Funktionalität	Rollator nicht als „Hilfsmittel für Kranke", sondern als „Trainingsgerät zur Mobilität im Gelände" framen (*„damit Sie wieder draußen sicher unterwegs sein können"*). Gemeinsames Gespräch führen über Sicherheit vs. Selbstständigkeit: *„Wie können wir es schaffen, dass Sie sich sicher fühlen, ohne sich eingeschränkt zu fühlen?"* Zielhierarchie: kurzfristig = sicheres Gehen auf ebenem Boden, mittelfristig = Gehstrecke bis zum Briefkasten, langfristig = Spaziergang mit Ehefrau
	Ablehnung neuer Therapieformen, Festhalten an „klassischen" Methoden	Sicherheit durch Bekanntes	**Didaktisch, pragmatisch:** Wahl wirksamer Methoden bei gleichzeitiger Akzeptanz	Schrittweise Integration moderner Therapieansätze	Kombination bewährter Übungen mit neuen Methoden, mit Begründung für den Patienten. Kombination von klassischen Übungen (z. B. Beinachsentraining) mit modernen Ansätzen und Fatigue-schonenden Intervallübungen. Jede neue Methode mit Bezug zur Alltagstauglichkeit begründen

(Fortsetzung)

Tab. 7.1 (Fortsetzung)

	Befund (Patient/ Angehörige/Paar)	Beziehungskontext	Reasoning Form	Mögliche Ziele	Strategien/Interventionen
Angehörige (Frau K.)	Frau K. wirkt ruhig und übernimmt viel, zeigt aber keine eigenen Bedürfnisse	Überengagement aus Pflichtgefühl	**Narrativ:** biografische Lebensgeschichte und Werte erfassen, Rollenverständnisse klären	Entlastung ermöglichen, Selbstfürsorge fördern	Gespräch zur eigenen Rolle („Wie geht es *Ihnen* in dieser Situation?“) Validierung des Engagements, gleichzeitig behutsame Reflexion möglicher Erschöpfung Ressourcenaktivierung (z. B. frühere Selbstfürsorgeaktivitäten ansprechen: *„Was hat Ihnen früher gutgetan, wenn Sie gestresst waren?“)* Vermittlung eines Entlastungsangebots (z. B. Angehörigengruppe, stundenweise Betreuung, Naturangebote)
Paar/Dyade	Emotionale Belastung, fehlende Verarbeitung. Frau K. übernimmt Fürsorge	Überforderung bleibt unausgesprochen. Ausrechterhaltung alter Muster	**Interaktiv, prognostisch:** Beziehung & Kommunikation, Raum für Gefühle und Bewältigung des Paares verstehen	Förderung von Offenheit & Anpassungsfähigkeit Neue Balance zwischen Fürsorge & Förderung	Partnergespräch, Angehörigenberatung, Validierung von Fürsorgeverhalten,Gesprächssituationen schaffen, in denen sie ihre Perspektiven äußern kann (z. B. kurze gemeinsame Reflexion nach dem Training: *„Wie war das für Sie beide?“)* Verhalten der Ehefrau validieren *(„Ich sehe, wie wichtig es Ihnen ist, Ihren Mann zu unterstützen – gleichzeitig ist das eine große Aufgabe.“)*

7.2 Fallbeschreibung 2: Herr Baumann –Zustand nach Schädel-Hirn-Trauma. Ein Beispiel für eine *Disengager* (Aufgeber) Dyade

Ein Jahr nach einem schweren Schädel-Hirn-Trauma infolge eines Verkehrsunfalls befindet sich der 45-jährige Herr Baumann in der ambulanten Nachsorge. Seine Teilhabe am familiären und beruflichen Leben ist stark eingeschränkt. Neben funktionellen Beeinträchtigungen erlebt er eine tiefe Verunsicherung in Bezug auf Identität und Handlungskompetenz **(Kontextfaktoren).** Er empfindet seinen Zustand als Kontrollverlust und Kränkung seines Selbstverständnisses als versorgender Vater und Unternehmer. Weder übernimmt er Aufgaben im Haushalt, in der Elternschaft oder Partnerschaft (ICD: d760), noch kann er seine Rolle als Unternehmer (ICD: d850) ausfüllen. Frühere soziale Aktivitäten meidet er zunehmend **(Teilhabe).**

Im Bereich der **Aktivitäten** bestehen deutliche Beeinträchtigungen in der Alltagsbewältigung. So ist Herr B. aktuell nicht in der Lage, einfache Aufgaben der Haushaltsführung (ICD: d630), der Selbstorganisation (ICD: d230) oder der Nahrungszubereitung selbstständig auszuführen. Auch kommunikative Prozesse (ICD: d350) verlaufen erschwert und sind häufig durch Missverständnisse und Rückzugsverhalten geprägt. Diese Einschränkungen wirken sich nicht nur praktisch aus, sondern beeinflussen auch das Selbstbild und die subjektive Wahrnehmung seiner eigenen Fähigkeiten. Dabei zeigt sich eine veränderte Wahrnehmung der eigenen Handlungsfähigkeit, die mit Frustration, vermindertem Selbstvertrauen und einem Rückzug aus sozialen Situationen einhergeht.

Auf der Ebene der **Körperfunktionen** zeigen sich multiple Beeinträchtigungen: Neben einer stark eingeschränkten Arm- und Handfunktion rechts (ICD:b730, b710) sind vor allem neurokognitive Defizite zu verzeichnen. Diese betreffen insbesondere Aufmerksamkeit (ICD: b140), Gedächtnis (ICD: b144), Impulskontrolle und Affektregulation (ICD: b152). Herr B. wirkt antriebslos, reizbar und häufig überfordert mit sozialen und emotionalen Anforderungen. Mit seiner aktuellen Versorgungssituation ist er unzufrieden, zeigt sich resigniert, wenig einsichtig bezüglich seines Rehabilitationsbedarfs und lehnt die meisten Therapieangebote ab.

Die Ehefrau, die plötzlich für Kinder, Haushalt und Betriebsführung alleine verantwortlich ist, steht unter erheblichem Druck. Ohne ausreichende Vorbereitung oder Unterstützung übernimmt sie Aufgaben, für die sie sich nicht gewappnet fühlt. Sie fühlt sich in ihrer neuen Rolle allein gelassen und kämpft mit der wachsenden emotionalen Distanz zum Partner. Ihre Versuche, ihren Mann zu motivieren oder ihm emotionale Nähe zu zeigen, stoßen meist auf Ablehnung. Die Kommunikation ist von Missverständnissen, Vorwürfen und Schweigen geprägt.

Tab. 7.2 veranschaulicht auf Basis der rekonstruierten Fallbeschreibung zentrale Befunde und daraus abgeleitete Reasoning-Formen, Zielsetzungen und Inter-

Tab. 7.2 Zentrale Befunde und daraus abgeleitete Reasoning-Formen, Zielsetzungen und Interventionsstrategien für Herr B., Frau B., sowie die Dyade

	Befund (Patient/ Angehörige/Paar)	Beziehungskontext	Reasoning Form	Mögliche Ziele	Strategien/Interventionen
Patient (Herr B.)	Ablehnung von Therapie, sozialer Rückzug und Isolation	Misstrauen gegenüber Fachpersonen, Resignation Verlust des Selbstbildes als handlungsfähiger Mann, Kontrollverlust, Scham	**Narrativ:** Lebensbiografie einbeziehen **Didaktisch, Interaktiv:** pos. Interaktionserfahrung mit Therapeut:in ermöglichen, Schaffung Analyse von Lernsituationen in Therapiesetting	Wiederaufbau von Selbstwirksamkeit und therapeutischer Beziehung	Aktives, empathisches Zuhören, um die negativen Erfahrungen und Ängste von Herrn B. ernst zu nehmen und zu validieren Schaffen eines sicheren Rahmens, in dem er ohne Druck seine Gefühle und Sorgen ausdrücken kann Gemeinsames Erarbeiten von kleinen ersten Schritten, bei denen Herr B. mitentscheiden kann, was für ihn machbar und sinnvoll erscheinen Einsatz von biografischen Gesprächen, um Ressourcen und Stärken zu aktivieren, ohne sofort Leistungserwartungen zu stellen Aufbau einer vertrauensvollen therapeutischen Beziehung durch Kontinuität und verlässliche Begleitung
	Antriebslosigkeit, Interessenverlust, negative Stimmungslage		**Narrativ, interaktiv:** Fokus auf Teilhabe, nicht auf Leistung	Emotionale Aktivierung, positive Erfahrung, Beteiligung am Alltag	Erlebnis statt Ergebnis"-Prinzip: Aufgaben nicht an Leistung koppeln („Du musst jetzt das schaffen"), sondern an Beteiligung („Es geht darum, dass du dabei bist")

(Fortsetzung)

Tab. 7.2 (Fortsetzung)

	Befund (Patient/Angehörige/Paar)	Beziehungskontext	Reasoning Form	Mögliche Ziele	Strategien/Interventionen
Angehörige (Frau B.)	Überforderung, Verantwortung für Familie und Geschäft	Neue Rollenverteilung emotionale Distanz	**Narrativ/interaktiv:** Werte- und Pflichtgefühl sowie Rollenkonflikte aus Lebensbiografie heraus verstehen Selbstanspruch in Bezug auf eigenes Leben und Rehabilitationsprozess analysieren	Förderung von Selbstfürsorge, Entlastung ermöglichen, Gefühl von „gesehen werden" stärken	Gesprächsangebote zur Reflexion der neuen Rolle („Wie geht es Ihnen in dieser Konstellation?") Vermittlung externer Unterstützung (z. B. Coaching, Angehörigengruppe) Validierung ihres Engagements bei gleichzeitiger Ermutigung, Grenzen zu setzen
Paar/Dyade	Kommunikationsabbrüche, keine gemeinsam gelebte Alltagsstruktur	Emotionale Entfremdung, Machtumkehr	**Interaktiv, prognostisch:** Beziehungsmuster verstehen, Dysbalancen thematisieren, Spielraum für Neues eröffnen	Wiederaufbau von emotionaler Verbindung, Erleben von Partnerschaft jenseits der Pflegebeziehung, schrittweise neue Formen der Begegnung zu ermöglichen, Neuaushandlung von Rollen und Beziehungsmustern unterstützen	Therapeutisch moderierte Paargespräche mit Fokus auf Beziehung statt Funktion („Wie erleben Sie sich als Paar aktuell?") Gemeinsame, kleinschrittige Aktivitäten mit Erfolgserlebnissen (z. B. Spaziergang) „Zweisam-Zeiten" definieren, die nicht mit Versorgung oder Aufgaben verknüpft sind

ventionsstrategien für den Patienten (Herr B.), die Angehörige (Frau B.) sowie die dyadische Beziehung. Dabei werden individuelle Bedarfe, Beziehungskonstellationen und mögliche therapeutische Zugänge differenziert betrachtet.

7.3 Fallbeschreibung 3: Frau Schneider – Zustand nach Querschnittlähmung. Ein Beispiel für eine *Transformer*-Dyade

Frau Schneider ist eine 39-jährige Grundschullehrerin, die vor knapp acht Monaten bei einem Mountainbike-Unfall eine traumatische Querschnittlähmung auf Höhe Th10 erlitt. Seither lebt sie mit einer inkompletten Paraplegie, verbunden mit motorischen Einschränkungen und Sensibilitätsverlust der unteren Extremitäten. In der ersten Phase nach dem Unfall wurde sie auf einer spezialisierten Rehabilitationsstation behandelt und befindet sich nun in einem strukturierten ambulanten Nachsorgeprogramm. Von Beginn an zeigte sich Frau Schneider hochmotiviert, mit den neuen Lebensumständen aktiv umzugehen (**Kontextfaktoren**). Unterstützt wird sie dabei von ihrem langjährigen Partner, mit dem sie in einer gleichberechtigten Beziehung lebt.

Beide Partner begegnen den Herausforderungen der Situation mit hoher Adaptabilität, realistischer Einschätzung und konstruktiver Kommunikation. Anstelle einer Rückkehr zur alten Normalität steht die aktive Gestaltung einer neuen gemeinsamen Lebensform im Zentrum. Rollen und Verantwortlichkeiten wurden offen besprochen und flexibel angepasst. Frau Schneider nimmt trotz Einschränkungen schrittweise ihre berufliche Tätigkeit wieder auf, während ihr Partner verstärkt praktische Aufgaben übernommen hat. Beide berichten von einer Stärkung ihrer Beziehung durch den transparenten Umgang mit Emotionen, Unsicherheiten und Erwartungen. Ihre **Partizipation** an beruflichem, sozialem und kulturellem Leben (d850, d910) ist wiederhergestellt, wenn auch in angepasster Form. Umweltfaktoren (e310, e580) wirken stützend: Das Paar erfährt Unterstützung durch Familie, Arbeitgeber und das medizinisch-therapeutische Team. In Bezug auf **Aktivitäten** ist Frau Schneider aktuell in der Lage, sich mit dem Rollstuhl fortzubewegen (d465), Transfers selbstständig durchzuführen (d420) und viele Aspekte der Selbstversorgung autonom zu bewältigen (d510–d540). Personenbezogene Faktoren wie Selbstwirksamkeit, positive Krankheitsbewältigung und partnerschaftliche Verbundenheit tragen wesentlich zum Anpassungsprozess bei

Auf der Ebene der **Körperfunktionen** bestehen Einschränkungen in der motorischen Kontrolle und Sensibilität der Beine (b770, b265), Blasen- und Darmfunktion (b620, b525) sowie in der Thermoregulation (b550).

Beide Partner bringen eine hohe Offenheit für therapeutische Unterstützung mit und formulieren realistische Erwartungen an die Therapie. Dabei stehen nicht nur funktionelle Ziele im Vordergrund, sondern auch die Wiederherstellung einer selbstbestimmten Lebensführung und die gemeinsame Gestaltung eines adaptierten Alltags.

Tab. 7.3 veranschaulicht auf Basis der rekonstruierten Fallbeschreibung zentrale Befunde und daraus abgeleitete Reasoning-Formen, Zielsetzungen und Interventionsstrategien für die Patientin (Frau S.), den Angehörigen (Herr S.) sowie die dyadische Beziehung. Dabei werden individuelle Bedarfe, Beziehungskonstellationen und mögliche therapeutische Zugänge differenziert betrachtet.

Tab. 7.3 Zentrale Befunde und daraus abgeleitete Reasoning-Formen, Zielsetzungen und Interventionsstrategien für Frau S., Herr S., sowie die Dyade

	Befund (Patient/ Angehörige/Paar)	Beziehungskontext	Reasoning-Form	Mögliche Ziele	Strategien/Interventionen
Patientin (Frau S.)	Hohe Motivation	Selbstwirksamkeit, realistische Einschätzung der Situation	**Narrativ, pragmatisch:** Förderung der Eigenaktivität und Alltagsintegration	Stärkung der Autonomie, Ausbau beruflicher und sozialer Teilhabe	Individuelle Zielplanung mit Fokus auf selbstgewählte Aktivitäten (z. B. berufliche Wiedereingliederung, Freizeitgestaltung) Unterstützung bei alltagspraktischen Anpassungen (z. B. Mobilitätstraining im öffentlichen Raum) Peer-Kontakte fördern (z. B. Rollstuhl-Community, Erfahrungsgruppen) Weiterentwicklung individueller Coping-Strategien (z. B. Achtsamkeit, Selbstreflexion)
Angehöriger (Herr S.)	Aktive, empathische Unterstützung	Gleichberechtigtes Engagement, Übernahme neuer Rollen	**Narrativ, ethisch:** Interaktiv Balance zwischen Unterstützung und Autonomie	Stärkung seiner Rolle als Partner, nicht nur Unterstützer; Raum für eigene Bedürfnisse	Aktive Einbindung in therapeutische Zielgespräche Förderung seiner Selbstfürsorge und sozialen Anbindung
Paar/Dyade	konstruktive Kommunikation, gemeinsame Zielsetzung	Gegenseitige Unterstützung	**Interaktiv, prognostisch:** Beziehungsdynamik als Ressource aktiv nutzen	Festigung der partnerschaftlichen Resilienz, gemeinsame Gestaltung des neuen Alltags	Gemeinsame Zielformulierung in Therapieprozessen („Was ist euch als Paar wichtig?") Paargespräche zur Stärkung der Kommunikation und emotionalen Nähe Förderung gemeinsamer Aktivitäten mit neuer Bedeutung (z. B. adaptive Reisen, neue Rituale) Reflexion von Entwicklungsschritten („Was hat sich verändert und was habt ihr gemeinsam geschafft?")

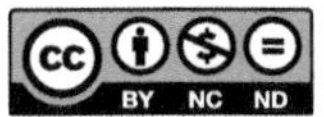
BY NC ND

Was sie aus diesem *essential* mitnehmen können

- Therapieprozesse sind in komplexe soziale und dyadische Beziehungskonstellationen eingebettet.
- Erkrankungen verändern Beziehungen in unterschiedlichem Ausmaß.
- Dyadische/familiäre Strukturen prägen Krankheitsverarbeitung und Rehabilitation wesentlich.
- Therapeut:innen agieren als „dritte Akteur:innen" und beeinflussen körperliche, emotionale und relationale Dynamiken.
- Soziale Strukturen sind oft unsichtbar, wirken aber stark auf den Therapieverlauf.
- Personenzentriertes Clinical Reasoning verlangt die Analyse von Bedürfnissen, Erwartungen, Bewältigungsstrategien und Beziehungsmustern von Patient:innen und Angehörigen.
- Schlüsselkompetenzen: Kommunikation und Beziehungsgestaltung (Vertrauen, Rollen-/Verantwortungsklärung, Shared Decision-Making).
- Standardisierte Vorgehensweisen reichen nicht aus; nötig ist ein reflektierter, flexibler Ansatz.
- Wirksamkeit und Nachhaltigkeit entstehen, wenn Persönlichkeit, sozialer Kontext und dyadische Dynamiken systematisch berücksichtigt werden.

A. von Bosse, *Kommunikation und Beziehungsgestaltung in der Physiotherapie*, essentials, https://doi.org/10.1007/978-3-662-72935-9

Zentrale Erkenntnisse und Handlungsempfehlungen

- **Beziehung als therapeutischer Faktor:** Die Beziehung zwischen Patient:in und Angehörige:r/m beeinflusst den Rehabilitationsprozess - therapeutische Interventionen sollten diese Dynamik einbeziehen.
- **Triade statt Dyade:** Therapeut:innen werden Teil des Beziehungssystems zwischen Patient:in und Angehörige:r/m und tragen aktiv zur Stabilisierung, Entlastung und Motivation bei.
- **Individualisierte Ansätze:** Standardisierte Programme greifen zu kurz; notwendig sind wiederkehrende Analysen der Beziehungsstruktur, Bedürfnisse und Ressourcen.
- **Kommunikation als Schlüsselkompetenz:** Offener Dialog, gemeinsame triadische Entscheidungsfindung und klare Rollenabsprachen fördern Akzeptanz und Anpassungsfähigkeit.
- **Praktische Maßnahmen:** Angehörigenberatung, Einbindung von Partner:innen in Therapieprozesse und Förderung gemeinsamer Verantwortlichkeiten stärken das Paar und den Therapieerfolg.
- **Theoretische Fundierung nutzen:** Die Kombination aus Paarbeziehungsmodellen, ICF-orientierter Therapie und strukturierter Analyse innerhalb des Clinical Reasoning liefert eine belastbare Grundlage für Hypothesenbildung und gezielte Interventionen.
- **Kontinuierliche Weiterentwicklung:** Beziehungstypen und psychosoziale Ansätze müssen empirisch validiert und in der Praxis fortlaufend evaluiert werden.

A. von Bosse, *Kommunikation und Beziehungsgestaltung in der Physiotherapie*, essentials, https://doi.org/10.1007/978-3-662-72935-9

Literatur

Asendorpf, Jens B. (2011): Persönlichkeitsbereiche. In: Jens B. Asendorpf (Hg.): Persönlichkeitspsychologie. Berlin, Heidelberg: Springer Berlin Heidelberg (Springer-Lehrbuch), S. 63–117.

Asendorpf, Jens B.; Neyer, Franz J. (2012): Psychologie der Persönlichkeit. Berlin, Heidelberg: Springer Berlin Heidelberg.

Averbeck-Lietz, Stefanie (2025): Theorien (in) der Kommunikationswissenschaft. In: Ulrike Röttger, Klaus-Dieter Altmeppen und Elisabeth Klaus (Hg.): Kommunikationswissenschaft. Wiesbaden: Springer Fachmedien Wiesbaden, S. 179–223.

Bandura, Albert (1997): Self-efficacy: The exercise of control.: W H Freeman/Times Books/Henry Holt & Co.

Baxter, Leslie; Braithwaite, Dawn (Hg.) (2008): Engaging Theories in Interpersonal Communication: Multiple Perspectives. 2455 Teller Road, Thousand Oaks California 91320 United States: SAGE Publications, Inc.

Beeston, Sarah; Simons, Helen (1996): Physiotherapy practice: Practitioners' perspectives. In: *Physiotherapy theory and practice* 12 (4), S. 231–242. DOI: https://doi.org/10.3109/09593989609036440.

Behrend, Ronja; Scheel, Katharina (2023): Interprofessionelle Zusammenarbeit für mehr Qualität in der Langzeitpflege. In: Antje Schwinger, Adelheid Kuhlmey, Stefan Greß, Jürgen Klauber und Klaus Jacobs (Hg.): Pflege-Report 2023. Berlin, Heidelberg: Springer Berlin Heidelberg, S. 203–213.

Bernhardsson, Susanne; Larsson, Maria E. H.; Johansson, Kajsa; Öberg, Birgitta (2017): "In the physio we trust": A qualitative study on patients' preferences for physiotherapy. In: *Physiotherapy theory and practice* 33 (7), S. 535–549. https://doi.org/10.1080/09593985.2017.1328720.

Bourdieu, Pierre (1987): Die feinen Unterschiede. Kritik der gesellschaftlichen Urteilskraft. Originaltitel: La distinction. Critique sociale du jugement. Unter Mitarbeit von Aus dem Französischen von Bernd Schwibs und Achim Russer: Suhrkamp Verlag, 29. Auflage.

A. von Bosse, *Kommunikation und Beziehungsgestaltung in der Physiotherapie*, essentials, https://doi.org/10.1007/978-3-662-72935-9

Braun, T.; Jung K.; Thiel C. (2016): 1.2 Grundsätze der Rehabilitation. In: Steffen Ruchholtz, Benjamin Bücking und Ralf-Joachim Schulz (Hg.): Alterstraumatologie. Stuttgart: Georg Thieme Verlag.

Buining, Elisah Margretha; Kooijman, Margit K.; Swinkels, Ilse C. S.; Pisters, Martijn F.; Veenhof, Cindy (2015): Exploring physiotherapists' personality traits that may influence treatment outcome in patients with chronic diseases: a cohort study. In: *BMC Health Serv Res* 15, S. 558. DOI: https://doi.org/10.1186/s12913-015-1225-1.

Buono, Raffaele Andrea; Nygren, Minna; Bianchi-Berthouze, Nadia (2025): Touch, communication and affect: a systematic review on the use of touch in healthcare professions. In: *Systematic reviews* 14 (1), S. 42. DOI: https://doi.org/10.1186/s13643-025-02769-4.

Burkart, Günter (2022): Familie und Paarbeziehung. In: Jutta Ecarius und Anja Schierbaum (Hg.): Handbuch Familie. Wiesbaden: Springer Fachmedien Wiesbaden, S. 453–472.

Bystrzycka, Karolina; Przyłuska-Fiszer, Alicja; Rekowski, Witold; Wójcik, Agnieszka (2023): Perception of Touch in the Physiotherapist-Patient Relationship. In: *Physical Culture and Sport. Studies and Research* 99 (1), S. 55–65. DOI: https://doi.org/10.2478/pcssr-2023-0013.

Călin, Mariana Floricica; Sandu, Mihaela Luminiţa; Miu, Anca Sabina (2021): The relationship between personality factors and dyadic satisfaction. In: *TSSJ* 18, S. 268–285. DOI: https://doi.org/10.47577/tssj.v18i1.3062.

DRV (2015): Die Rolle der Angehörigen in der medizinischen Rehabilitation. Aufgaben, Erwartungen, Empfehlungen. Hg. v. Geschäftsbereich Sozialmedizin und Rehabilitation. Deutsche Rentenversicherung Bund. Online verfügbar unter https://www.deutsche-rentenversicherung.de/SharedDocs/Downloads/DE/Experten/infos_reha_einrichtungen/gesundheitsbildung/download_angehoerige_reha.pdf.

Foucault, M. (1977): Überwachen und Strafen. Die Geburt des Gefängnisses. Frankfurt am Main: Suhrkamp.

Frank, JR (2005): The CanMEDS 2005 physician competency framework. Better standards. Better physicians. Better care.

Fritzsche, Kurt; Richter, Dietmar; Noelle, Dietrich (2016): Beziehungsgestaltung – Herstellen einer gemeinsamen Wirklichkeit. In: K. Fritzsche, W. Geigges, D. Richter und M. Wirsching (Hg.): Psychosomatische Grundversorgung. Berlin, Heidelberg: Springer Berlin Heidelberg, S. 33–40.

Fuhse, Jan A. (2002): Kann ich Dir vertrauen? Strukturbildung in dyadischen Sozialbeziehungen. Mannheim.

Heidbrink, Horst; Lück, Helmut E.; Schmidtmann, Heide (2009): Psychologie sozialer Beziehungen. 1. Auflage. Stuttgart: Kohlhammer Verlag. Online verfügbar unter http://nbn-resolving.org/urn:nbn:de:bsz:24-epflicht-1293165.

Heredia-Callejón, Alejandra; García-Pérez, Patricia; Armenta-Peinado, Juan Antonio; Infantes-Rosales, Miguel Ángel; Rodríguez-Martínez, María Carmen (2023): Influence of the Therapeutic Alliance on the Rehabilitation of Stroke: A Systematic Review of Qualitative Studies. In: *Journal of clinical medicine* 12 (13). DOI: https://doi.org/10.3390/jcm12134266.

Herzberg, Philipp Yorck; Roth, Marcus (2014): Persönlichkeitspsychologie. Wiesbaden: Springer Fachmedien Wiesbaden.

Hoffmann, Tammy; Bakhit, Mina; Michaleff, Zoe (2022): Shared decision making and physical therapy: What, when, how, and why? In: *Brazilian journal of physical therapy* 26 (1), S. 100382. DOI: https://doi.org/10.1016/j.bjpt.2021.100382.

Jamarim, Michelle Ferraz Martins; Da Silva, Camila Zucato; Lima, Gerusa Marcondes Pimentel de Abreu; Siqueira, Cibele Leite; Campos, Claudinei José Gomes (2019): Nonverbal Communication through Touch: Meanings for Physical Therapists Working in a Hospital Environment. In: *Aquichan* 19 (4), Artikel e1942, S. 1–11. DOI: https://doi.org/10.5294/aqui.2019.19.4.2.

Karandashev, Victor (2023): Liebe als Intimität. In: Victor Karandašev (Hg.): Liebe – kulturübergreifend betrachtet. Kulturelle Unterschiede und Ähnlichkeiten in der Erfahrung und dem Ausdruck von Liebe. 1st ed. 2023. Cham: Springer International Publishing; Imprint Springer, S. 205–221.

Keel, Sara; Caviglia, Cornelia (2023): Touching and Being Touched During Physiotherapy Exercise Instruction. In: *Hum Stud* 46 (4), S. 679–699. DOI: https://doi.org/10.1007/s10746-023-09675-5.

Kinney, Meredith; Seider, Jasmine; Beaty, Amanda Floyd; Coughlin, Kaitlin; Dyal, Maximilian; Clewley, Derek (2020): The impact of therapeutic alliance in physical therapy for chronic musculoskeletal pain: A systematic review of the literature. In: *Physiotherapy theory and practice* 36 (8), S. 886–898. DOI: https://doi.org/10.1080/09593985.2018.1516015.

Klüver, Christina; Klüver, Jürgen; Schmidt, Jörn (Hg.) (2021): Besser und erfolgreicher kommunizieren. Wiesbaden: Springer Fachmedien Wiesbaden.

Krafft, Andreas M.; Walker, Andreas M. (2018): Positive Psychologie der Hoffnung. Berlin, Heidelberg: Springer Berlin Heidelberg.

Laratta, Stefania; Lucca, Lucia Francesca; Tonin, Paolo; Cerasa, Antonio (2020): Factors Influencing Burden in Spouse-Caregivers of Patients with Chronic-Acquired Brain Injury. In: *BioMed Research International* 2020 (1), Artikel 6240298. DOI: 10.1155/2020/6240298.

Lazarus, Richard; Folkman, Susan (1984): Stress, Appraisal, and Coping: Springer Publishing Company.

Lenz, Karl (2008): Persönliche Beziehungen. In: Herbert Willems (Hg.): Lehr(er)buch Soziologie. Wiesbaden: VS Verlag für Sozialwissenschaften, S. 681–701.

Lenz, Karl (2009): Soziologie der Zweierbeziehung. Wiesbaden: VS Verlag für Sozialwissenschaften.

Lerner, Richard M. (1978): Nature, Nurture, and Dynamic Interactionism. In: *Human Development* 21 (1), S. 1–20. DOI: https://doi.org/10.1159/000271572.

Leschnik, Andreas (2025): Hypothetisch-deduktives Clinical Reasoning. In: Andreas Leschnik (Hg.): Auditive Wahrnehmung. Berlin, Heidelberg: Springer Berlin Heidelberg (essentials), S. 29–38.

Liu, Dongling; Cui, Zhenxiang; Zhang, Qiongwen; Liu, Fan; Chen, Hui; Wang, Jingjing; Feng, Ting (2023): The mediating role of specific coping styles in the relationship between perceived social support and depressive symptoms in adolescents. In: *Journal of Affective Disorders* 325, S. 647–655. DOI: https://doi.org/10.1016/j.jad.2023.01.043.

Luhmann, Niklas (1984): Soziale Systeme. Grundriß einer allgemeinen Theorie. Frankfurt am Main.

Maiwald, Kai-Olaf; Sürig, Inken (2018): Mikrosoziologie. Wiesbaden: Springer Fachmedien Wiesbaden.

McCabe, Erin; Miciak, Maxi; Roduta Roberts, Mary; Sun, Haowei Linda; Gross, Douglas P. (2022): Measuring therapeutic relationship in physiotherapy: conceptual foundations. In: *Physiotherapy theory and practice* 38 (13), S. 2339–2351. DOI: https://doi.org/10.1080/09593985.2021.1987604.

McCarthy, Michael J.; Lyons, Karen S.; Schellinger, Jeffrey; Stapleton, Katie; Bakas, Tamilyn (2020): Interpersonal relationship challenges among stroke survivors and family caregivers. In: *Social work in health care* 59 (2), S. 91–107. DOI: https://doi.org/10.1080/00981389.2020.1714827.

McGrath, Margaret; Lever, Sandra; McCluskey, Annie; Power, Emma (2019): How is sexuality after stroke experienced by stroke survivors and partners of stroke survivors? A systematic review of qualitative studies. In: *Clinical rehabilitation* 33 (2), S. 293–303. DOI: https://doi.org/10.1177/0269215518793483.

Mead, George Herbert (1934): Mind, Self and Society. Unter Mitarbeit von Charles W. Morris: University of Chicago Press.

Miciak, Maxi; Mayan, Maria; Brown, Cary; Joyce, Anthony S.; Gross, Douglas P. (2019): A framework for establishing connections in physiotherapy practice. In: *Physiotherapy theory and practice* 35 (1), S. 40–56. https://doi.org/10.1080/09593985.2018.1434707.

Miebach, Bernhard (2014): Soziologische Handlungstheorie. Wiesbaden: Springer Fachmedien Wiesbaden.

Minshall, Catherine; Ski, Chantal F.; Apputhurai, Pragalathan; Thompson, David R.; Castle, David J.; Jenkins, Zoe; Knowles, Simon R. (2021): Exploring the Impact of Illness Perceptions, Self-efficacy, Coping Strategies, and Psychological Distress on Quality of Life in a Post-stroke Cohort. In: *Journal of clinical psychology in medical settings* 28 (1), S. 174–180. DOI: https://doi.org/10.1007/s10880-020-09700-0.

Moecke, Débora Petry; Camp, Pat G. (2024): Social support from the physiotherapist and the therapeutic relationship in physiotherapy: bridging theory to practice. In: *Physiotherapy theory and practice* 41 (4), S. 901–911. DOI: https://doi.org/10.1080/09593985.2024.2372687.

Monz, Anna (2018): Ergebnisse der Datenerhebung Teil II: Das Ausloten von Gemeinschaft und Autonomie – Wirkung und Funktion körperlicher Kopräsenz in der Paarbeziehung. In: Anna Monz (Hg.): Mobile Arbeit, mobile Eltern. Wiesbaden: Springer Fachmedien Wiesbaden, S. 161–210.

Neyer, Franz J.; Asendorpf, Jens B. (2018): Psychologie der Persönlichkeit. Berlin, Heidelberg: Springer Berlin Heidelberg.

Neyer, Franz J.; Asendorpf, Jens B. (2024): Psychologie der Persönlichkeit. Berlin, Heidelberg: Springer Berlin Heidelberg.

Niedermann, Karin (2018): Patient Education und Selbstmanagement-Interventionen in der Physiotherapie. In: *manuelletherapie* 22 (05), S. 211–216. DOI: https://doi.org/10.1055/a-0762-3638.

Norris, Meriel; Wainwright, Emma (2022): Learning professional touch: an exploration of pre-registration Physiotherapy students' experiences. In: *Physiotherapy theory and practice* 38 (1), S. 90–100. DOI: https://doi.org/10.1080/09593985.2020.1725944.

O'Keeffe, Mary; Cullinane, Paul; Hurley, John; Leahy, Irene; Bunzli, Samantha; O'Sullivan, Peter B.; O'Sullivan, Kieran (2016): What Influences Patient-Therapist Interactions in

Musculoskeletal Physical Therapy? Qualitative Systematic Review and Meta-Synthesis. In: *Physical therapy* 96 (5), S. 609–622. DOI: https://doi.org/10.2522/ptj.20150240.

Pfeffer, Simone (2019): Krankheit und Biografie – Herausforderungen für die Lebensorientierung und Lebensführung. In: Robin Haring (Hg.): Gesundheitswissenschaften. Berlin, Heidelberg: Springer Berlin Heidelberg (Springer Reference Pflege – Therapie – Gesundheit), S. 165–176.

Ramazanu, Sheena; Loke, Alice Yuen; Chiang, Vico Chung Lim (2020): Couples coping in the community after the stroke of a spouse: A scoping review. In: *Nursing Open* 7 (2), S. 472–482. DOI: https://doi.org/10.1002/nop2.413.

Randall, Ashley K.; Bodenmann, Guy (2009): The role of stress on close relationships and marital satisfaction. In: *Clinical Psychology Review* 29 (2), S. 105–115. DOI: https://doi.org/10.1016/j.cpr.2008.10.004.

Rauthmann, John F. (2017): Persönlichkeitspsychologie: Paradigmen – Strömungen – Theorien. Berlin, Heidelberg: Springer Berlin Heidelberg.

Rodríguez-Nogueira, Óscar; Alba-Pérez, Eduardo; Álvarez-Álvarez, María José; Moreno-Poyato, Antonio Rafael (2025): Physical therapist characteristics and therapeutic relationship process construct factors that improve patient health outcomes in physical therapy: a systematic review. In: *Physiotherapy theory and practice*, S. 1–16. DOI: https://doi.org/10.1080/09593985.2025.2469162.

Rothenfluh, Fabia; Schulz, Peter J. (2019): Arzt-Patient-Kommunikation. In: Constanze Rossmann und Matthias R. Hastall (Hg.): Handbuch der Gesundheitskommunikation. Wiesbaden: Springer Fachmedien Wiesbaden, S. 57–67.

Rusu, Petruta P.; Nussbeck, Fridtjof W.; Leuchtmann, Lorena; Bodenmann, Guy (2020): Stress, dyadic coping, and relationship satisfaction: A longitudinal study disentangling timely stable from yearly fluctuations. In: *PloS one* 15 (4), e0231133. DOI: https://doi.org/10.1371/journal.pone.0231133.

Scheel, Katharina (2019): Ethische Aspekte des Berührens. In: *Der Schmerzpatient* 2 (02), S. 62–65. DOI: https://doi.org/10.1055/a-0823-0744.

Schiavon, Cecilia C.; Marchetti, Eduarda; Gurgel, Léia G.; Busnello, Fernanda M.; Reppold, Caroline T. (2016): Optimism and Hope in Chronic Disease: A Systematic Review. In: *Frontiers in psychology* 7, S. 2022. DOI: https://doi.org/10.3389/fpsyg.2016.02022.

Schönberger, Christine; Kardorff, Ernst von (2004): Mit dem kranken Partner leben. Wiesbaden: VS Verlag für Sozialwissenschaften.

Schulz von Thun, Friedemann (2006): Miteinander reden 1–3: Störungen und Klärungen: Allgemeine Psychologie der Kommunikation/Stile, Werte und Persönlichkeitsentwicklung: Differentielle … Kommunikation, Person, Situation. 1. Auflage, Sonderausgabe: Rowohlt Taschenbuch.

Sjöberg, Veronica; Forsner, Maria (2022): Shifting roles: physiotherapists' perception of person-centered care during a pre-implementation phase in the acute hospital setting – A phenomenographic study. In: *Physiotherapy theory and practice* 38 (7), S. 879–889. DOI: https://doi.org/10.1080/09593985.2020.1809042.

Søndenå, Petter; Dalusio-King, Georgi; Hebron, Clair (2020): Conceptualisation of the therapeutic alliance in physiotherapy: is it adequate? In: *Musculoskeletal science & practice* 46, S. 102131. DOI: https://doi.org/10.1016/j.msksp.2020.102131.

Stroke Association (2021): sex and intimate relationships after stroke. Version 3. Published February 2021. Online verfügbar unter https://www.ncbi.nlm.nih.gov/pmc/articles/PMC8924349/pdf/12877_2022_Article_2922.pdf, zuletzt geprüft am 25.03.2023.

Taccolini Manzoni, Ana Carolina; Bastos de Oliveira, Naiane Teixeira; Nunes Cabral, Cristina Maria; Aquaroni Ricci, Natalia (2018): The role of the therapeutic alliance on pain relief in musculoskeletal rehabilitation: A systematic review. In: *Physiotherapy theory and practice* 34 (12), S. 901–915. DOI: https://doi.org/10.1080/09593985.2018.1431343 .

Thompson, Hilary S.; Ryan, Assumpta (2009): The impact of stroke consequences on spousal relationships from the perspective of the person with stroke. In: *Journal of Clinical Nursing* 18 (12), S. 1803–1811. DOI: https://doi.org/10.1111/j.1365-2702.2008.02694.x.

van Delft, L. M. M.; Valkenet, K.; Slooter, A. J. C.; Veenhof, C. (2021): Family participation in physiotherapy-related tasks of critically ill patients: A mixed methods systematic review. In: *Journal of critical care* 62, S. 49–57. DOI: https://doi.org/10.1016/j.jcrc.2020.11.014.

Vaseghi, Fatemeh; Yarmohammadian, Mohammad Hossein; Raeisi, Ahmadreza (2022): Interprofessional Collaboration Competencies in the Health System: A Systematic Review. In: *Iranian journal of nursing and midwifery research* 27 (6), S. 496–504. DOI: https://doi.org/10.4103/ijnmr.ijnmr_476_21.

von Bosse, Alexa von; González Blum, Carlos; Richter, Robert (2024): The therapeutic relationship within the patient-caregiver-physiotherapist triangle in the rehabilitation of neurological diseases. In: *European Journal of Physiotherapy* 26 (4), S. 220–230. DOI: https://doi.org/10.1080/21679169.2023.2244989.

von Bosse, Alexa von; König, Peter; Jansen, Eva (2025a): Couple dynamics and interaction needs with healthcare professionals in long-term neurological rehabilitation: A hermeneutic qualitative study. In: *SSM – Qualitative Research in Health* 7, S. 100530. DOI: https://doi.org/10.1016/j.ssmqr.2025.100530.

von Bosse, Alexa; König, Peter; Jansen, Eva (2025b): The influence of couple relationships on neurorehabilitation: Development of a practice-oriented concept based on empirical and theoretical foundations. In: *International Journal of Health Professions* 12 (1), S. 15–26. DOI: https://doi.org/10.2478/ijhp-2025-0002.

Vonneilich, Nico (2020): Soziale Beziehungen, soziales Kapital und soziale Netzwerke – eine begriffliche Einordnung. In: Andreas Klärner, Markus Gamper, Sylvia Keim-Klärner, Irene Moor, Holger von der Lippe und Nico Vonneilich (Hg.): Soziale Netzwerke und gesundheitliche Ungleichheiten. Wiesbaden: Springer Fachmedien Wiesbaden, S. 33–48.

Watzlawick, Paul; Beavin, Janet; Jackson, Don (2016): Menschliche Kommunikation: Formen, Störungen, Paradoxien: Hogrefe AG.

WHO (2019): Environmental noise guidelines for the European Region. World Health Organization. Online. Online verfügbar unter https://www.who.int/europe/publications/i/item/9789289053563.

Wieselquist, J.; Rusbult, C. E.; Foster, C. A.; Agnew, C. R. (1999): Commitment, pro-relationship behavior, and trust in close relationships. In: *Journal of personality and social psychology* 77 (5), S. 942–966. DOI: https://doi.org/10.1037/0022-3514.77.5.942.

Will, Theresa; Kauffeld, Simone (2018): Relevanz von Empathie für dyadische Beziehungen – Über ein unterschätztes Konstrukt in der Coach-Klienten-Interaktion. In: *Coaching Theor. Prax. 4* (1), S. 45–54. DOI: https://doi.org/10.1365/s40896-018-0023-2.

Winstein, Carolee J.; Stein, Joel; Arena, Ross; Bates, Barbara; Cherney, Leora R.; Cramer, Steven C. et al. (2016): Guidelines for Adult Stroke Rehabilitation and Recovery: A Guideline for Healthcare Professionals From the American Heart Association/American Stroke Association. In: *Stroke* 47 (6), e98-e169. DOI: https://doi.org/10.1161/STR.0000000000000098.

Wolfs, Andreas (2022): Betrachtungsebene 1: Clinical Reasoning. In: Andreas Wolfs (Hg.): Systemisch-konstruktivistisches Clinical Reasoning. Berlin, Heidelberg: Springer Berlin Heidelberg (essentials), S. 3–12.

Yao, Wenfei; Zhang, Xiaofeng; Gong, Qi (2021): The effect of exposure to the natural environment on stress reduction: A meta-analysis. In: *Urban Forestry & Urban Greening* 57, S. 126932. DOI: https://doi.org/10.1016/j.ufug.2020.126932.

Zimney, Kory J.; Puentedura, Emilio; Kolber, Morey J.; Louw, Adriaan (2025): The correlation of trust as part of the therapeutic alliance in physical therapy and their relation to outcomes for patients with chronic low back pain. In: *Physiotherapy theory and practice* 41 (3), S. 473–480. DOI: https://doi.org/10.1080/09593985.2024.2338428.

Zwick, Patrick (2021): Grundlagen der Persönlichkeitspsychologie. In: Patrick Zwick (Hg.): Unternehmenskrisen bewältigen. Wiesbaden: Springer Fachmedien Wiesbaden, S. 73–102.

Stichwortverzeichnis

A. von Bosse, *Kommunikation und Beziehungsgestaltung in der Physiotherapie*, essentials, https://doi.org/10.1007/978-3-662-72935-9

<u>GPSR Compliance</u>

The European Union's (EU) General Product Safety Regulation (GPSR) is a set of rules that requires consumer products to be safe and our obligations to ensure this.

If you have any concerns about our products, you can contact us on ProductSafety@springernature.com

In case Publisher is established outside the EU, the EU authorized representative is:

Springer Nature Customer Service Center GmbH
Europaplatz 3
69115 Heidelberg, Germany

Batch number: 09741618

Printed by Printforce, the Netherlands